Es fácil perderse en el mundo del cáncer

Deje que NCCN Guidelines for Patients® lo oriente

- Guías paso a paso para conocer las alternativas de tratamiento para el cáncer que tienen más probabilidades de dar buenos resultados
- Basadas en las guías para el tratamiento usadas por los profesionales de la atención médica en todo el mundo
- Diseñadas para ayudarlo a hablar sobre el tratamiento del cáncer con sus médicos

National Comprehensive Cancer Network®

La NCCN Guidelines for Patients® fue desarrollada por National Comprehensive Cancer Network® (NCCN®)

NCCN

- Una alianza de centros oncológicos de gran importancia en los Estados Unidos dedicados a la atención de los pacientes, la investigación y la educación

Centros oncológicos que forman parte de NCCN: NCCN.org/cancercenters

NCCN Clinical Practice Guidelines in Oncology (NCCN Guidelines®)

- Desarrollada por los médicos de los centros oncológicos de NCCN por medio de las investigaciones más recientes y su larga experiencia
- Para profesionales de tratamiento oncológico de todo el mundo
- Recomendaciones de expertos para la detección, el diagnóstico y el tratamiento del cáncer

Versión gratuita en línea en NCCN.org/guidelines

NCCN Guidelines for Patients

- Presenta la información de NCCN Guidelines en un formato que facilita el aprendizaje
- Para las personas con cáncer y sus grupos de apoyo
- Explica las alternativas de tratamiento para el cáncer que tienen más probabilidades de dar buenos resultados

Versión gratuita en línea en NCCN.org/patientguidelines

NATIONAL COMPREHENSIVE CANCER NETWORK FOUNDATION
Guiding Treatment. Changing Lives.

con el apoyo financiero de NCCN Foundation®

NCCN Guidelines for Patients se basa en NCCN Guidelines® para síndromes mielodisplásicos (versión 2.2021, 24 de diciembre de 2020).

La **NCCN Foundation** tiene como objetivo apoyar a los millones de pacientes y familias afectados por un diagnóstico de cáncer por medio de la financiación y distribución de la NCCN Guidelines for Patients. La NCCN Foundation también está comprometida con el desarrollo de tratamientos para el cáncer por medio de la financiación de los médicos prometedores del país en el centro de innovación para la investigación del cáncer. Para obtener más detalles y acceder a la biblioteca completa de recursos para pacientes y cuidadores, visite NCCN.org/patients.

National Comprehensive Cancer Network (NCCN) / NCCN Foundation
3025 Chemical Road, Suite 100
Plymouth Meeting, PA 19462
+1 215.690.0300

Avalado por

Aplastic Anemia and MDS International Foundation (AAMDS)

Una organización que apoya firmemente la educación de pacientes y médicos sobre las enfermedades de insuficiencia de la médula ósea tales como anemia aplásica, SMD y HPN, como también enfermedades relacionadas como LMA, la Aplastic Anemia and MDS International Foundation se enorgullece de apoyar este recurso integral para los pacientes y sus familias. aamds.org

Be The Match®

Be The Match® Nuestro Centro de Asistencia al Paciente ofrece recursos educativos, apoyo psicológico y asistencia individual confidencial. Nuestro equipo está a su disposición si tiene dudas, si desea conocer nuevas opciones de tratamiento, acceder a subvenciones o conversar con otras personas. Todos nuestros programas y recursos son gratuitos. Llame al +1-888-999-6743 o envíe un correo electrónico a: patientinfo@nmdp.org. bethematch.org/one-on-one

Blood & Marrow Transplant Information Network (BMT InfoNet)

Blood & Marrow Transplant Information Network (Red de Información de Trasplante de Sangre y Médula Ósea, BMT InfoNet) BMT InfoNet ofrece información y servicios de asistencia a los pacientes que deben recibir un trasplante de médula ósea, células precursoras o sangre de cordón umbilical. Nuestra misión es empoderar a los pacientes y a sus seres queridos con asistencia e información confiable antes, durante y después del trasplante para que puedan desempeñar un papel activo e informado en la elección de sus tratamientos médicos. Visítenos en línea en bmtinfonet.org, o contáctenos por correo electrónico a help@bmtinfonet.org y por teléfono al +1 847-433-3313. bmtinfonet.org

National Bone Marrow Transplant Link (nbmtLINK)

National Bone Marrow Transplant Link (nbmtLINK) Educar e informar a las personas sobre su diagnóstico de cáncer como también sobre el proceso de trasplante es una parte importante de la misión de National Bone Marrow Transplant Link y contribuye al apoyo psicosocial de los pacientes que reciben trasplantes de médula ósea/células precursoras y sus cuidadores. Consulte más información y recursos en nbmtlink.org, llame sin cargo al +1 800-LINK-BMT o envíe un correo electrónico a info@nbmtlink.org. LINK apoya recursos como la NCCN Guidelines for Patients.

The Leukemia & Lymphoma Society

Leukemia & Lymphoma Society (LLS) se dedica a desarrollar mejores resultados para los pacientes con cáncer en la sangre y sus familias mediante la investigación, la educación, el apoyo y la promoción y se complace en poner a disposición de los pacientes este recurso integral. lls.org/informationspecialists

Para efectuar una donación o consultar más información, visite NCCNFoundation.org/donate o envíe un correo electrónico a PatientGuidelines@nccn.org.

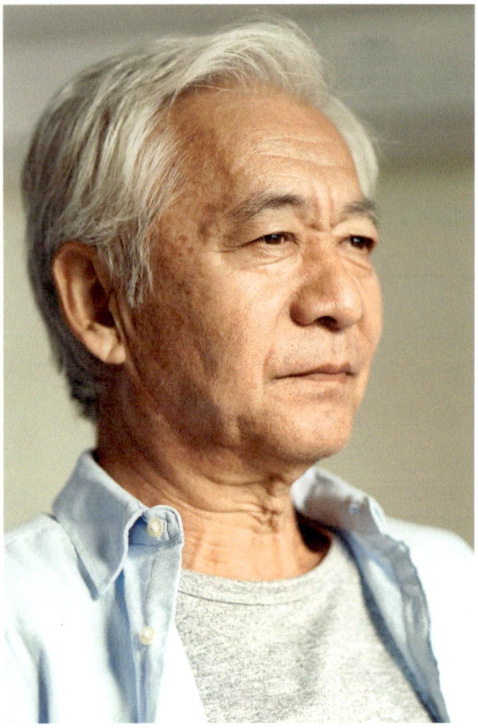

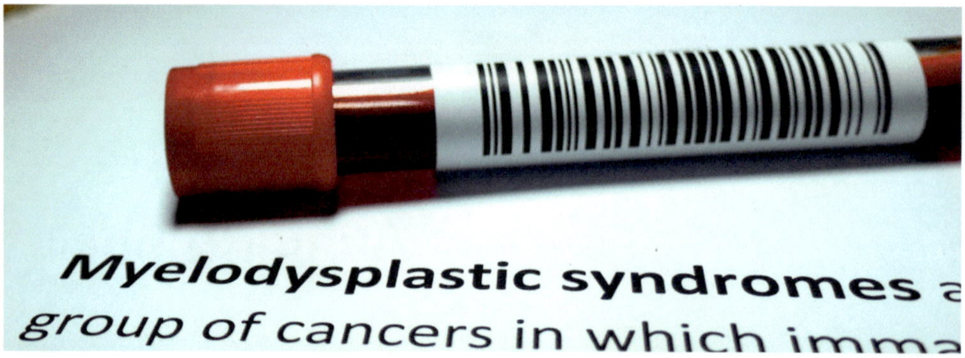
Myelodysplastic syndromes
group of cancers in which

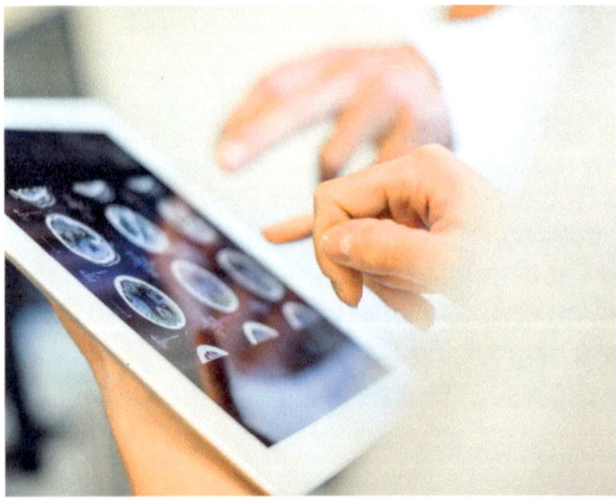

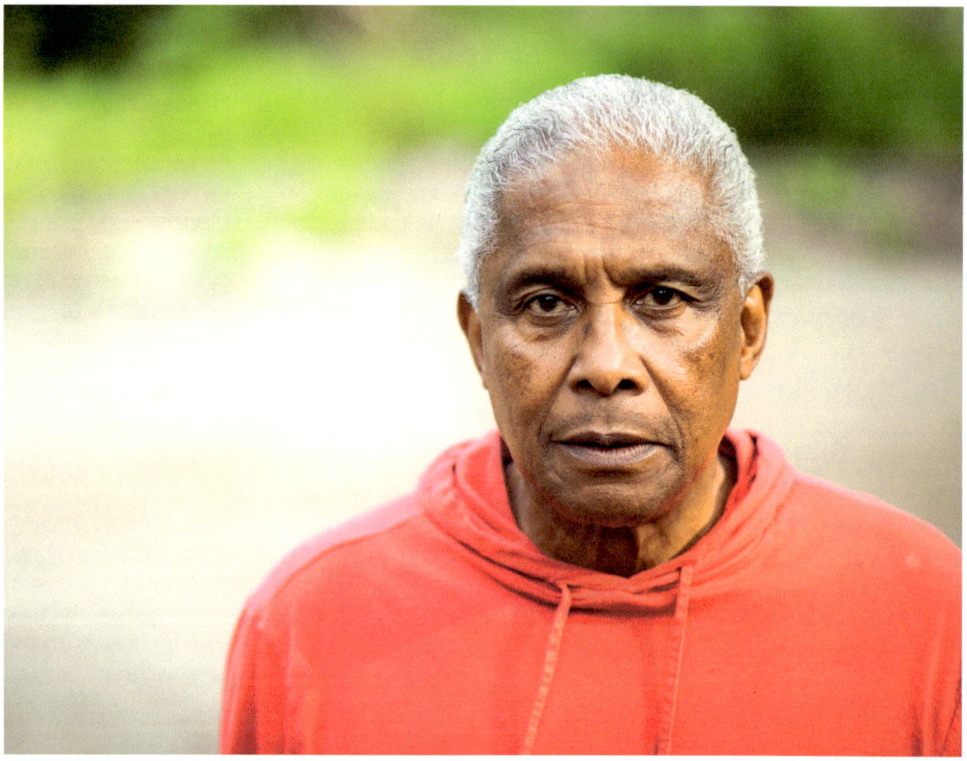

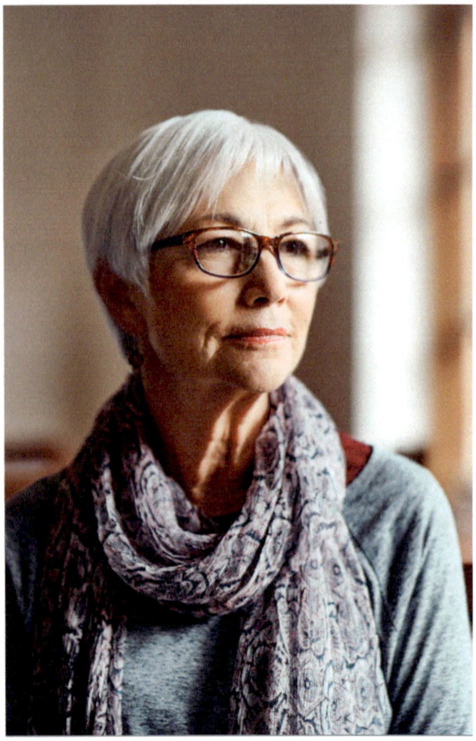

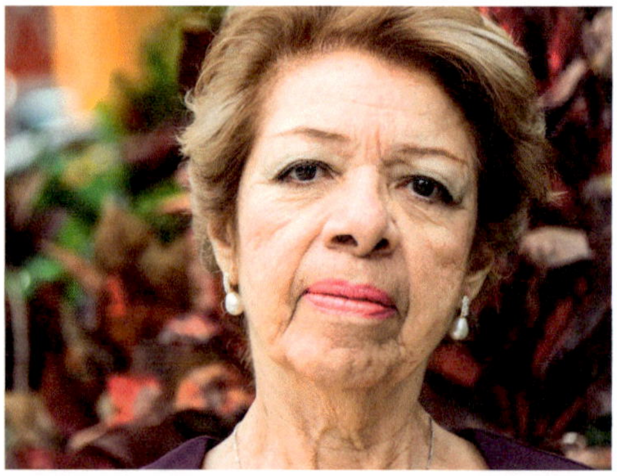

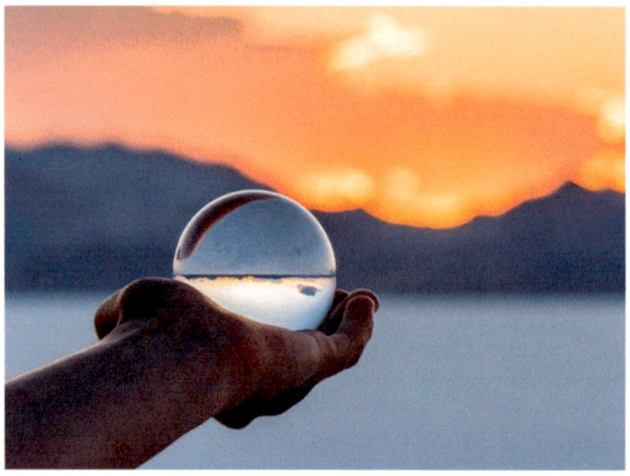

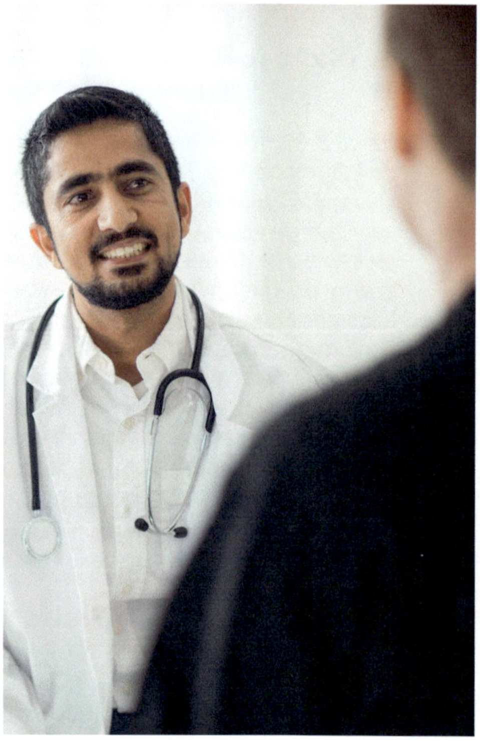

Índice

1

Nociones básicas sobre los SMD

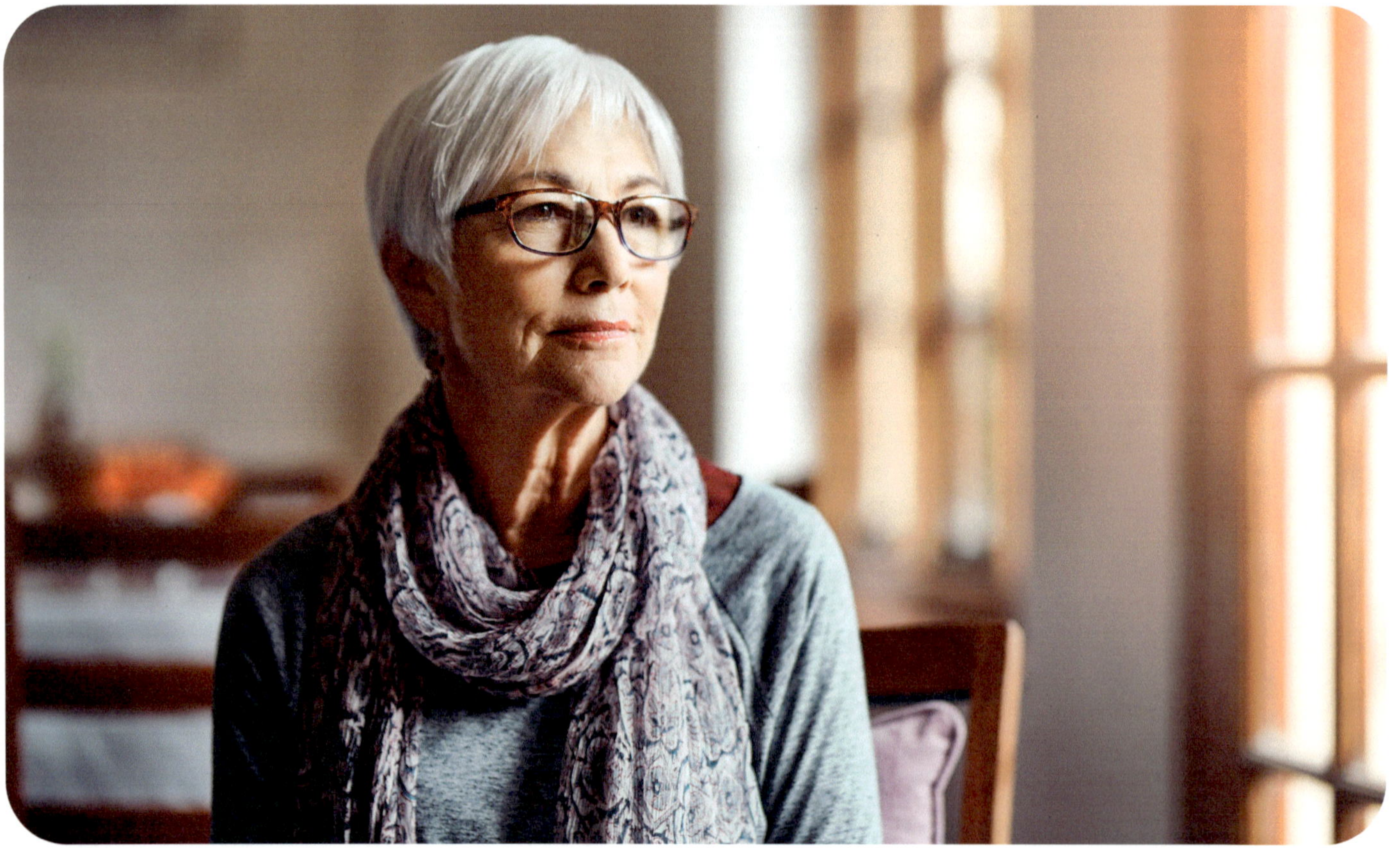

Los síndromes mielodisplásicos (SMD) son un grupo raro de trastornos de la médula ósea. En los SMD, la médula ósea no produce cantidad suficiente de glóbulos sanos. Los SMD se consideran una forma de cáncer de la sangre. Conozca cómo comienzan los SMD en los adultos. Esto lo ayudará a planificar el tratamiento.

Sangre

La sangre está constituida por plasma (líquido acuoso) y células que flotan en ella. El plasma es la parte líquida de la sangre, compuesta principalmente por agua. El plasma también contiene proteínas, hormonas, vitaminas y minerales. La sangre lleva oxígeno y nutrientes a los tejidos y recoge los desechos.

Glóbulos sanguíneos

Hay 3 tipos de glóbulos:

- Glóbulos rojos (eritrocitos)
- Glóbulos blancos (leucocitos)
- Plaquetas (trombocitos)

Los glóbulos tienen funciones importantes. Los glóbulos rojos transportan oxígeno a todo el cuerpo. Los glóbulos blancos combaten las infecciones. Las plaquetas ayudan a controlar el sangrado. Las células precursoras normales crecen y se dividen para formar nuevos glóbulos rojos, glóbulos blancos y plaquetas.

Los glóbulos no viven para siempre. Los glóbulos rojos normales viven 3 meses. Los glóbulos blancos normales viven entre 8 y 14 días. Las plaquetas normales viven aproximadamente una semana (7 días). Cuando las células alcanzan estas edades, mueren y se reemplazan con células nuevas. El cuerpo reemplaza los glóbulos todo el tiempo.

Formación de glóbulos

La médula ósea contiene células precursoras. Una célula precursora sanguínea es una célula inmadura que puede transformarse en un glóbulo rojo, un glóbulo blanco o una plaqueta.

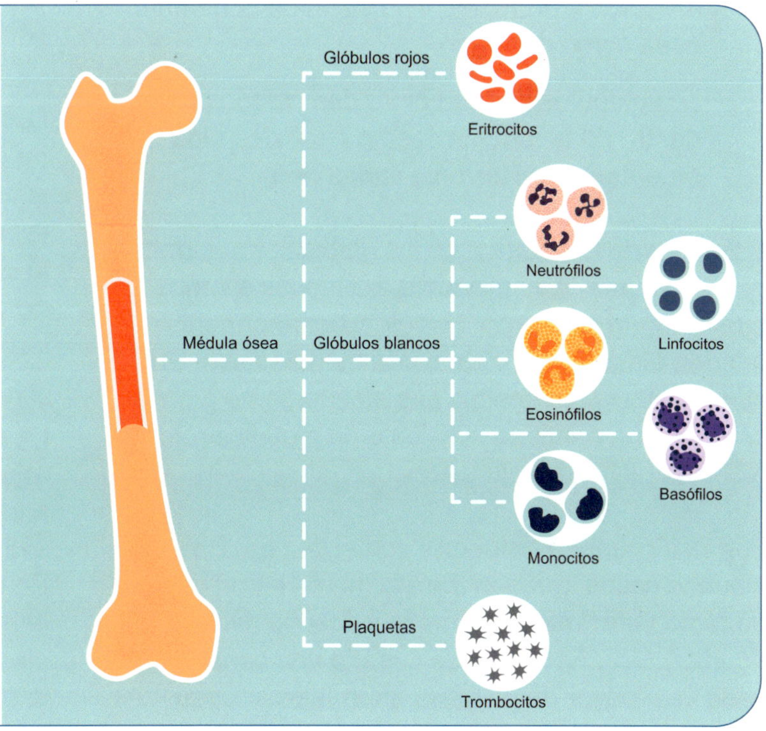

Síndromes mielodisplásicos

Los síndromes mielodisplásicos (SMD) son un grupo raro de trastornos de la médula ósea. En los SMD, el cuerpo no produce cantidad suficiente de glóbulos sanos para la médula ósea. La médula ósea es una sustancia esponjosa que se encuentra en el centro de los huesos. La médula ósea contiene células progenitoras llamadas células precursoras. Las células precursoras pueden dividirse y clonarse rápidamente para formar nuevas células.

En los SMD, algunas células precursoras son anormales. Las células anormales no pueden transformarse en células normales. Por el contrario, las células inmaduras y anormales desplazan a las células normales en la médula ósea.

Los glóbulos anormales son diferentes de los glóbulos normales en estas cuestiones:

- Los glóbulos tienen tamaño, aspecto o forma anormal. Esto se llama displasia.
- Los glóbulos no se transforman en glóbulos maduros y normales y no salen de la médula ósea como deberían.
- Los glóbulos pueden morir demasiado pronto dentro de la médula ósea o poco después de entrar en el torrente sanguíneo.

Este desarrollo anormal de los glóbulos no permite que la médula ósea produzca los glóbulos sanos que necesita el cuerpo. Los glóbulos anormales pueden acumularse y atestar la médula ósea. En consecuencia, es posible que su cuerpo no pueda producir una cantidad suficiente de glóbulos rojos, glóbulos blancos o plaquetas.

Los SMD pueden empeorar con el tiempo. En algunos casos, pueden transformarse en un cáncer de rápido crecimiento llamado leucemia mieloide aguda (LMA). Esto sucede cuando una cantidad cada vez mayor de glóbulos anormales ocupan la médula ósea. Aproximadamente 1 de cada 3 personas con SMD, que tienen otros factores de riesgo, pueden padecer LMA.

Consulte más información en la *NCCN Guidelines for Patients: Leucemia mieloide aguda*, disponible en NCCN.org/patientguidelines.

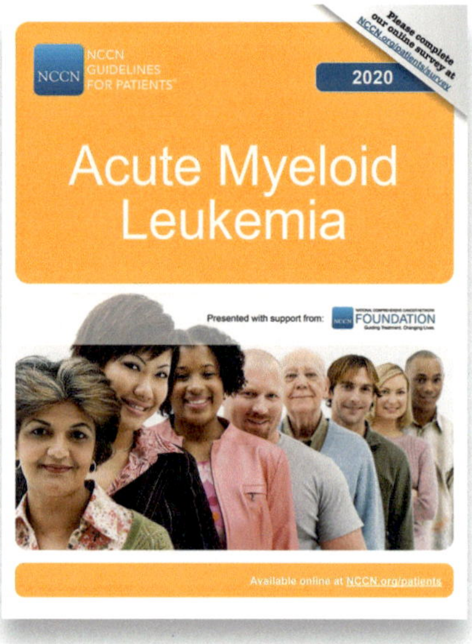

Síntomas de los SMD

Los SMD causan bajos niveles de uno o más tipos de glóbulos. Esto se llama citopenia. Los SMD suelen ser de crecimiento lento y es posible que las personas no tengan síntomas tempranos de la enfermedad. Los síntomas de los SMD difieren de acuerdo con el tipo de glóbulo afectado.

Anemia

La anemia describe una baja cantidad de glóbulos rojos sanos. Los glóbulos rojos transportan oxígeno a todo el cuerpo. La anemia suele ser el primer síntoma que se reconoce en una persona con SMD. En un principio, la persona puede tener síntomas leves o no tener ningún síntoma. A medida que disminuye la cantidad de glóbulos rojos y empeora la anemia, pueden aparecer más síntomas.

Puede padecer los siguientes síntomas si tiene poca cantidad de glóbulos rojos:

- Somnolencia o cansancio
- Inapetencia
- Palidez
- Dolor en el pecho
- Dificultad para respirar
- Latido rápido o irregular
- Manos y pies fríos

Leucopenia

La leucopenia está causada por una disminución de cualquiera de los glóbulos blancos. Una baja cantidad de glóbulos blancos significa que en su sangre hay menor cantidad de glóbulos para combatir las enfermedades (leucocitos).

Puede padecer los siguientes síntomas si tiene poca cantidad de glóbulos blancos:

- Fiebre
- Inflamación de la boca y de la zona que la rodea
- Infecciones frecuentes o infecciones que no se curan

Neutropenia

La neutropenia (un tipo de leucopenia) hace referencia a una disminución de neutrófilos, el tipo más común de glóbulo blanco. Una baja cantidad de glóbulos blancos puede causar infecciones frecuentes o graves.

Una persona con neutropenia puede padecer:

- Fiebre o infecciones frecuentes
- Infecciones de la vejiga que son dolorosas o que lo hacen orinar con mayor frecuencia
- Infecciones pulmonares que producen tos y dificultad para respirar
- Aftas en la boca
- Infecciones de los senos paranasales
- Infecciones de la piel

Trombocitopenia

La trombocitopenia se presenta cuando hay poca cantidad de plaquetas sanas. Las plaquetas ayudan a controlar el sangrado (forman coágulos) y a cicatrizar las heridas. Esta afección puede ser desde leve hasta grave. En casos raros, la cantidad de plaquetas disminuye tanto que se produce un sangrado interno. El sangrado que no para se considera emergencia médica.

Si tiene poca cantidad de plaquetas, puede padecer:

- Aparición de moretones o sangrado
- Sangrado de la nariz
- Sangrado de las encías especialmente después de lavarse los dientes
- Pequeñas manchas rojas planas debajo de la piel (petequia)
- Menstruaciones más abundantes de lo normal en el caso de las mujeres

Tipos de SMD

Los SMD se dividen en grupos de acuerdo con las características de la médula ósea y de los glóbulos sanguíneos. Estos grupos se llaman subtipos. La Organización Mundial de la Salud (OMS) divide los SMD en grupos de acuerdo al aspecto de los glóbulos rojos en el microscopio. Estos incluyen:

- Cuántos glóbulos rojos, glóbulos blancos y plaquetas en la médula ósea tienen aspecto anormal en el microscopio (esto se llama displasia)
- Cuántos tipos de escasez de glóbulos en la sangre se encuentran (esto se llama citopenia)
- Cuántos glóbulos rojos contienen anillos de depósitos de hierro alrededor del núcleo (éstos se llaman sideroblastos)
- Cuántas formas de glóbulos muy incipientes hay en la médula ósea o en la sangre
- Ciertos cambios cromosómicos en las células de la médula ósea

De acuerdo con estos factores, el sistema de la OMS reconoce 6 tipos principales de SMD que se describen a continuación.

SMD con displasia unilineal

Una persona que tiene SMD con displasia unilineal (SMD-DUL) tiene baja cantidad de 1 o 2 tipos de glóbulos, pero cantidad normal de los demás tipos de glóbulos.

SMD con sideroblastos en anillo

La SMD con sideroblastos en anillo (SMD-SA) se describe como el caso en que una persona tiene muchos glóbulos rojos con anillos de depósitos de hierro (sideroblastos en anillo). En general afecta a los más ancianos o a las personas al final de la mediana edad. Hay un mayor riesgo de padecer leucemia con este tipo de SMD.

Esta afección se puede dividir en 2 tipos (SMD-SA-DUL o SMD-SA-DML) de acuerdo con cuántos tipos de glóbulos están afectados por la displasia en la médula ósea. La displasia describe la aparición anormal de células en un tejido u órgano.

SMD con displasia multilineal

Una persona con SMD con displasia multilineal (SMD-DML) tiene 1 o más citopenias (la cantidad de uno o más tipos de glóbulos es más baja de lo que debería ser) y cambios displásicos en 2 o más líneas mieloides (eritroide, granulocítica y megacariocítica). La sangre y la médula ósea siempre están involucradas. Al menos 2 tipos de glóbulos tienen bajos niveles y un aspecto anormal en el microscopio (displasia). Este tipo de SMD incluye el SMD infantil, aunque es poco frecuente.

SMD con exceso de blastos

Una persona que tiene SMD con exceso de blastos (glóbulos inmaduros) tiene más blastos de lo normal en la médula ósea y al menos 1 tipo de glóbulo con menor cantidad de la normal. Puede haber displasia grave en la médula ósea o no.

Este tipo de SMD se divide en dos tipos de acuerdo con la cantidad excesiva de blastos (SMD-EB 1 y 2). Representa aproximadamente 1 de cada 4 casos. Es uno de los tipos de SMD con mayor probabilidad de transformarse en leucemia mieloide aguda (LMA), con un mayor riesgo para SMD-EB2 que para SMD-EB1.

SMD, inclasificable

El SMD inclasificable (SMD-I) es poco frecuente. Suele presentarse con mayor frecuencia en mujeres de mayor edad. Es posible que lo clasifiquen dentro de este tipo si los resultados de los análisis de sangre y médula ósea no coinciden con ningún otro tipo de SMD. Las personas diagnosticadas con SMD-I tienen una menor cantidad de glóbulos blancos, glóbulos rojos o plaquetas.

SMD con del(5q) aislada

Una persona con SMD con del(5q) aislada tiene un cambio cromosómico anormal en los glóbulos de la médula ósea. Este cambio se llama del(5q), lo que significa que se perdió parte de ese cromosoma 5 (supresión). En algunas circunstancias, puede haber un cromosoma anormal adicional. Menos del 5 % de los glóbulos de la médula ósea son hemoblastos. Este tipo de SMD es más frecuente entre las mujeres de mediana edad o mayores.

Consulte más información sobre los tipos de SMD en la Guía 1.

Guía 1
Clasificaciones de los SMD

SMD	• SMD con displasia unilineal (SMD-DUL) • SMD con sideroblastos en anillo (SMD-SA) • SMD con displasia multilineal (SMD-DML) • SMD con exceso de blastos-1 (SMD-EB-1) • SMD con exceso de blastos-2 (SMD-EB-2) • SMD, inclasificable (SMD-I) • SMD con del(5q) aislada • Citopenia refractaria de la infancia (categoría provisoria de la OMS)
Síndromes de superposición de SMD/NMP	• Leucemia mielomonocítica crónica (LMMC)-0 • LMMC-1 • LMMC-2 • Leucemia mielógena crónica atípica (LMCa), *BCR-ABL* negativo • Leucemia mielomonocítica juvenil (LMMJ) • SMD/NMP inclasificable ("Síndrome de superposición") • SMD/NMP con sideroblastos en anillo y trombocitosis (SMD/NMP-SA-T)
Leucemia mieloide aguda (LMA)	• Ver *NCCN Guidelines for Patients: Leucemia mieloide aguda*
Si es negativo para SMD/LMA	• Mutación somática • Anormalidad cariotípica clonal • Displasia medular • Citopenia

Repaso

- Los glóbulos se producen en el tejido blando del centro de la mayoría de los huesos llamado médula ósea.
- Una célula precursora sanguínea es una célula a partir de la cual se generan todos los demás tipos de glóbulos sanguíneos.
- Los SMD son un grupo de cánceres que afectan los glóbulos sanguíneos de la médula ósea y del torrente sanguíneo.
- En los SMD, la médula ósea produce glóbulos anormales y no produce cantidad suficiente de glóbulos sanos y maduros para el cuerpo.
- Los SMD se dividen en grupos más pequeños de acuerdo con las características de la médula ósea y de los glóbulos sanguíneos. Estos grupos más pequeños se llaman subtipos.

2
Pruebas para los SMD

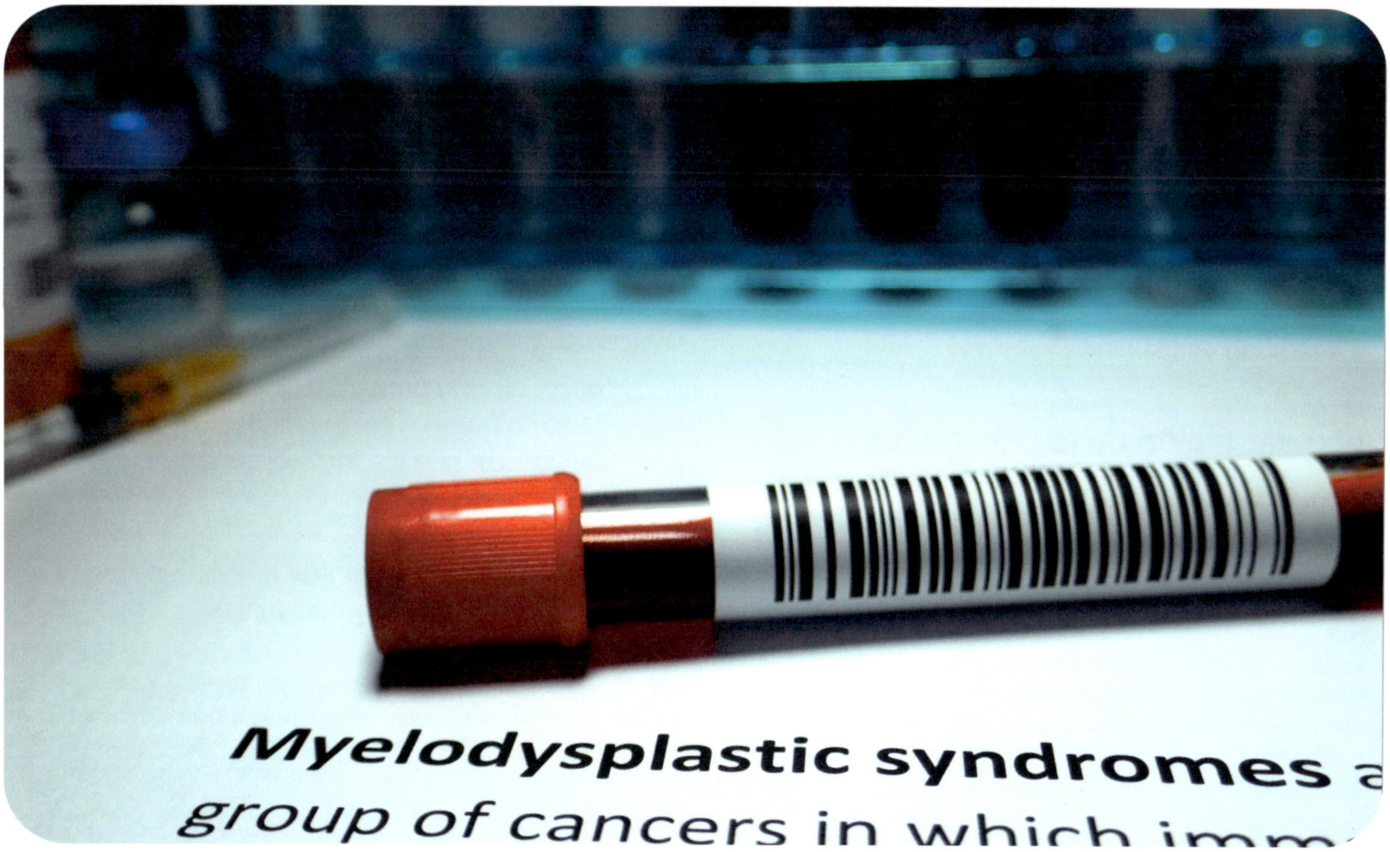

Es necesario realizar algunas pruebas para diagnosticar y tratar los síndromes mielodisplásicos (SMD). Este capítulo presenta una descripción general de las pruebas necesarias y aquellas que podrían realizarle.

Lleve una lista de los fármacos, vitaminas, medicamentos de venta libre, herbarios o suplementos que toma.

Pruebas de salud general

Antecedentes médicos

La historia clínica es un registro de todos los problemas de salud y tratamientos que ha tenido durante su vida. Esté preparado para enumerar las enfermedades o lesiones que ha tenido y cuándo ocurrieron. Lleve una lista de los medicamentos que toma, inclusive los de venta libre, los herbarios o los suplementos. Los antecedentes médicos ayudan a determinar qué opción de tratamiento es la mejor.

Antecedentes familiares

Algunos cánceres, como otras enfermedades, pueden ser hereditarios. Su médico le preguntará sobre los antecedentes médicos de sus familiares consanguíneos. Esta información se llama antecedentes familiares. Antes de la consulta con su médico, pregunte a los integrantes de su familia sobre los problemas de salud que hayan tenido, como enfermedades cardíacas, cáncer y diabetes y a qué edad se los diagnosticaron.

Documentación de la transfusión

Traiga toda la información que tenga sobre las transfusiones anteriores. Esto es útil para que su médico prepare su plan de tratamiento.

Examen físico

El examen físico comprueba si hay signos de enfermedad.

Es posible que el profesional de la salud:

- Le tome la temperatura, la presión arterial, el pulso y el ritmo de su respiración
- Lo pese
- Ausculte el corazón y los pulmones
- Observe sus ojos, oídos, nariz y garganta
- Palpe y aplique presión en distintas partes de su cuerpo para ver si los órganos tienen tamaño normal, están blandos o duros o si duelen cuando los toca. Avise a su médico si siente dolor.

En la Guía 2 puede encontrar una lista de todas las pruebas necesarias y opcionales.

Guía 2
Pruebas para los SMD

Necesarios	Antecedentes médicos y examen físico
	Análisis de sangre • Hemograma completo, plaquetas, fórmula leucocitaria, análisis de reticulocitos • Examen de frotis de sangre periférica • Eritropoyetina sérica (antes de la transfusión de glóbulos rojos) • B12 sérica, folato en eritrocitos • Ferritina sérica, hierro, capacidad total de fijación del hierro (TIBC) • Tirotropina (TSH) • Lactato deshidrogenasa (LDH)
	Documentación de los antecedentes de las transfusiones
	Aspiración de médula ósea con tinción de hierro, biopsia y citogenética con determinación de cariotipo estándar
Otras pruebas (pueden ser necesarias)	Fibrosis en muestra de médula ósea
	Pruebas genéticas de mutaciones somáticas (mutaciones adquiridas)
	Pruebas moleculares y genéticas de la predisposición hereditaria a las neoplasias sanguíneas
	Prueba de VIH
	Evaluación de la deficiencia de cobre
	Distinción de la anemia sideroblástica congénita (ASC)

Análisis de sangre

Los análisis de sangre comprueban si hay signos de la enfermedad y el funcionamiento de los órganos. Se necesita una muestra de sangre; se toma con una aguja que se coloca en una vena. Las muestras de sangre se envían a un laboratorio para su análisis. En el laboratorio, un anatomopatólogo examina la muestra de sangre con un microscopio y realiza otras pruebas.

Hemograma completo

El hemograma completo mide los niveles de glóbulos rojos, glóbulos blancos y plaquetas en la sangre. Los glóbulos rojos llevan el oxígeno a todo el cuerpo, los glóbulos blancos combaten infecciones y las plaquetas controlan el sangrado. El hemograma busca muchas enfermedades, entre otras, anemia, infecciones y leucemia.

Fórmula leucocitaria

Hay 5 tipos de glóbulos blancos: neutrófilos, linfocitos, monocitos, eosinófilos y basófilos. La fórmula leucocitaria cuenta la cantidad de cada tipo de glóbulo blanco. Además verifica si las cantidades están equilibradas entre sí. Es posible que su médico pueda determinar la causa de un resultado anormal de glóbulos blancos a partir de este análisis.

Análisis de reticulocitos

El análisis de reticulocitos mide el nivel de reticulocitos en la sangre. Los reticulocitos son glóbulos rojos (eritrocitos) inmaduros. El análisis de reticulocitos puede ayudar, a su vez, a saber si su médula ósea puede producir glóbulos rojos en respuesta a la aparición de anemia. Este análisis también puede ayudar a su médico a encontrar la causa de la anemia.

La anemia es una baja cantidad de glóbulos rojos sanos en el torrente sanguíneo. La respuesta normal del cuerpo frente a la anemia es que la médula ósea produzca más reticulocitos. Una baja cantidad de reticulocitos es un signo de que la médula ósea no está produciendo más glóbulos rojos.

Frotis de sangre

En el análisis del frotis de sangre, se coloca una gota de sangre en el portaobjetos para poder mirarla con un microscopio. Un anatomopatólogo observará el tamaño, la forma, el tipo y la madurez de los glóbulos. Este análisis también se utiliza para medir los diferentes tipos de glóbulos, lo que ayuda a definir qué glóbulos tienen tamaño o forma anormal (displasia).

Esta prueba también puede utilizarse para analizar los hemoblastos en el torrente sanguíneo. Si bien los hemoblastos normalmente se encuentran en la médula ósea, en algunos casos de SMD, pueden encontrarse en el torrente sanguíneo.

Eritropoyetina sérica

La eritropoyetina (EPO) ayuda a estimular la médula ósea para que produzca más glóbulos rojos. El cuerpo produce EPO cuando detecta un bajo nivel de oxígeno en los glóbulos rojos. Midiendo la cantidad de EPO en la sangre, su médico puede encontrar la causa de la anemia. Las personas con anemia producida por los SMD normalmente tienen un nivel de EPO más alto de lo normal.

Hierro, ferritina, folato y vitamina B12

Los glóbulos rojos tienen un papel importante al transportar el oxígeno de los pulmones a todas las demás partes del cuerpo. Hay 4 minerales y proteínas que ayudan a producir glóbulos rojos: hierro, ferritina, folato y vitamina B12.

El hierro es un mineral que se encuentra en las células. El hierro se considera esencial porque es necesario para producir hemoglobina. La hemoglobina es la proteína de los glóbulos rojos que transporta oxígeno. La ferritina es una proteína de la sangre que contiene hierro. El análisis de ferritina ayudará a su médico a comprender cuánto hierro hay en su cuerpo. Si el nivel de ferritina en sangre es inferior a lo normal, indica deficiencia de hierro. Como resultado de ello, usted puede estar anémico. Si el nivel de ferritina es mayor a lo normal, podría indicar que usted está almacenando demasiado hierro.

El folato y la vitamina B12 son nutrientes del cuerpo necesarios para producir glóbulos rojos. La falta de folato o B12 puede causar anemia.

Evaluación de problemas tiroideos

Su glándula tiroidea produce hormonas que controlan la velocidad con la que su cuerpo usa la energía. Su médico analizará la cantidad de tirotropina (TSH, por las siglas en inglés de hormona estimulante de la tiroides) en su sangre. Un alto nivel de TSH en la sangre es un signo que indica que su glándula tiroidea no está produciendo suficiente cantidad de hormonas. Si su tiroides no produce suficiente cantidad de hormonas, puede causar anemia.

Nivel de cobre

El cobre es un mineral que colabora en muchos procesos del cuerpo. Un bajo nivel de cobre puede causar una baja cantidad de glóbulos blancos y glóbulos rojos. También puede causar que los glóbulos tengan tamaño, aspecto o forma anormal. Si bien no es una prueba estándar para SMD, puede hacerse en estos casos para descartar otras causas del aspecto o cantidad anormal de glóbulos.

Prueba de VIH

El virus de la inmunodeficiencia humana (VIH) puede causar bajo nivel de glóbulos. También puede causar que los glóbulos tengan tamaño, aspecto o forma anormal. En algunos casos, pueden hacerse análisis para descartar que el VIH sea la causa de estos síntomas.

Tipificación de HLA

El antígeno leucocitario humano (HLA) es una proteína que se encuentra en la superficie de la mayoría de las células. Desempeña un papel importante en la respuesta inmunitaria de su cuerpo. Los HLA son únicos para cada persona. Marcan las células de su cuerpo. El cuerpo detecta estos marcadores que indican que células son suyas. En otras palabras, todas sus células tienen el mismo conjunto de HLA. El conjunto de HLA de cada persona se llama tipo de HLA o tipo de tejido.

La tipificación de HLA es una prueba que detecta el tipo de HLA de la persona. Esta prueba se le realiza al donante antes de un trasplante de células precursoras sanguíneas. Sus proteínas se comparan con los glóbulos blancos del donante para ver cuántas son iguales con el objetivo de encontrar la mejor coincidencia. Se necesita una coincidencia de 5 de 10 o mayor para que el trasplante pueda ser una opción de tratamiento. De no ser así, su cuerpo rechazará las células del donante o las células del donante reaccionarán contra su cuerpo. En primer lugar se analizarán sus muestras de sangre y las de sus familiares consanguíneos.

Citometría de flujo

La citometría de flujo implica teñir las células con un tinte sensible a la luz. Las células teñidas se pasan a través de un haz de luz en una máquina. La máquina mide la cantidad de células, su forma y tamaño y las proteínas de la superficie de miles de células. En algunos casos de SMD, esta prueba puede usarse para identificar el tipo específico de células presentes.

Análisis de médula ósea

Se realizan análisis de médula ósea para diagnosticar y clasificar el tipo de SMD. Este análisis puede repetirse también para saber si el SMD está respondiendo al tratamiento o si se está transformando en leucemia mieloide aguda (LMA).

Hay 2 tipos de análisis de médula ósea que suelen realizarse al mismo tiempo:

- Aspiración de médula ósea
- Biopsia de médula ósea

Normalmente las muestras se toman de la parte posterior del hueso de la cadera (pelvis). Pregunte a su médico sobre el tipo de análisis de médula ósea que pueden realizarse, dónde se tomará la muestra y si le darán algo para que pueda relajarse.

Aspiración y biopsia

La médula ósea es como un líquido esponjoso. La aspiración de la médula ósea extrae parte del líquido de esa esponja; la biopsia extrae una parte de la esponja. Para la aspiración, se introduce una aguja hueca en el hueso a través de la piel. La médula ósea líquida se extrae con una jeringa. Para la biopsia, la aguja se usa para extraer una muestra del núcleo. Las muestras se envían a un laboratorio para su análisis. Puede sentir dolor en el hueso de la cadera durante algunos días. Pueden aparecer moretones en la piel.

Biopsia de médula ósea

En la biopsia se toman muestras de hueso y médula.

https://commons.wikimedia.org/wiki/Category:SVG_bone_marrow_biopsy#/media/File:Diagram_showing_a_bone_marrow_biopsy_CRUK_051.svg Attribution: Cancer Research UK [CC BY-SA 4.0 (https://creativecommons.org/licenses/by-sa/4.0)]

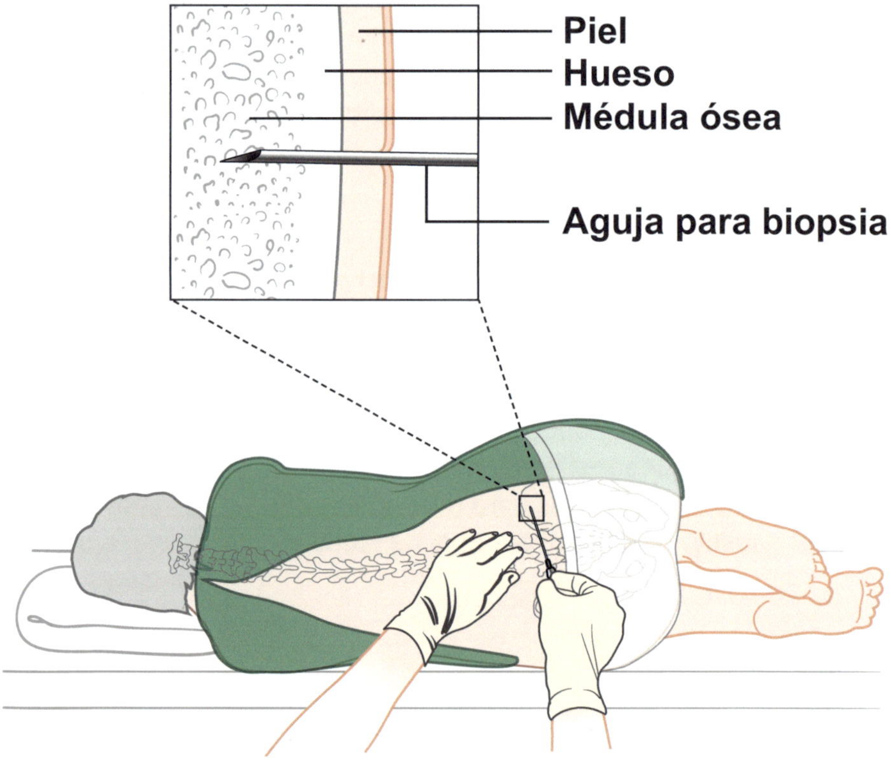

Análisis genéticos

Si se cree que usted puede tener SMD, pueden hacerle pruebas para buscar síndromes de predisposición hereditaria. Estos síndromes son mutaciones de las células que pueden causar otros cánceres. Estos análisis usan las muestras que se obtienen en la biopsia o en la aspiración de la médula ósea.

Dentro de nuestras células hay moléculas de ácido desoxirribonucleico (ADN): estas moléculas están muy comprimidas en lo que se conoce como un cromosoma. Los cromosomas contienen la mayor parte de la información genética de la célula. Las células humanas normales contienen 23 pares de cromosomas para un total de 46 cromosomas. Cada cromosoma contiene miles de genes. Los genes les dicen a las células lo que deben hacer y en qué deben convertirse.

Los siguientes son los análisis que pueden realizarle:

Análisis citogenéticos

El análisis citogenético es el estudio de los cromosomas. Los cromosomas son largas cadenas de ácido desoxirribonucleico (ADN) y proteína que contienen la mayor parte de la información genética de la célula. Las muestras de tejido, sangre o médula ósea se analizan para buscar cambios en los cromosomas, entre otros, cromosomas extras, rotos, faltantes o reordenados. Los análisis citogenéticos pueden usarse para ayudar a diagnosticar una enfermedad o afección, planificar el tratamiento o determinar la efectividad del tratamiento.

Hay muchos tipos de defectos en los cromosomas. Puede faltar un cromosoma entero o parte de él. O puede haber una copia extra. Los médicos usan símbolos y términos abreviados para describir los distintos tipos de cambios en los cromosomas. La falta de un cromosoma o de una parte del cromosoma se indica con un signo menos (-) o la palabra "del" por supresión (deletion en inglés). La copia extra de un cromosoma se indica con un signo (+).

Algunos ejemplos de SMD:

- del(5q) y 5q- ambos significan que falta la parte "q" (brazo largo) del cromosoma 5
- -7 y del(7) ambos significan que falta una copia del cromosoma 7
- +7 significa que hay una copia extra del cromosoma 7

La mitad de las personas con SMD tienen cromosomas anormales. La mayoría de los cromosomas anormales comunes se encuentran en los cromosomas 5, 7, 8 y 20. Identificar el tipo y el número de cambios en el cromosoma ayuda a los médicos a evaluar el probable resultado (pronóstico) de su SMD. Esta información también puede ayudar a guiar las opciones de tratamiento.

FISH

La hibridación fluorescente *in situ* (FISH) es una prueba que identifica el material genético en las células de la persona. Esta prueba puede hacerse en muestras de sangre o médula ósea. Esta prueba detecta genes específicos o cambios cromosómicos que son comunes y se sabe que afectan a los pacientes con SMD.

Cariotipo

Un cariotipo es una prueba genética que produce una imagen de los cromosomas de una persona. La prueba se utiliza para buscar cantidades o estructuras anormales de cromosomas.

Pruebas moleculares

Las pruebas moleculares se utilizan para encontrar pequeños cambios en los genes. Es más sensible que la prueba de cariotipo o FISH. Esta prueba puede hacerse en una muestra de sangre o médula ósea extraída de su cuerpo.

La prueba molecular puede hacerse para buscar mutaciones (cambios) en los genes.

Mutaciones genéticas recurrentes

Se han encontrado repetidamente más de 50 mutaciones genéticas diferentes en las personas con SMD. Se llaman mutaciones genéticas recurrentes. La secuenciación de ADN es una prueba que puede identificar errores en los genes. Los médicos usan esta prueba para saber qué mutaciones genéticas recurrentes están presentes en las células con SMD. Algunas mutaciones están relacionadas con un mejor o peor pronóstico o pueden predecir la respuesta a los distintos tratamientos. Por lo tanto, los médicos pueden analizar estas mutaciones frecuentes para planificar el tratamiento.

Ficha de cariotipo

La prueba de cariotipo analiza el tamaño, la forma y la cantidad de cromosomas.

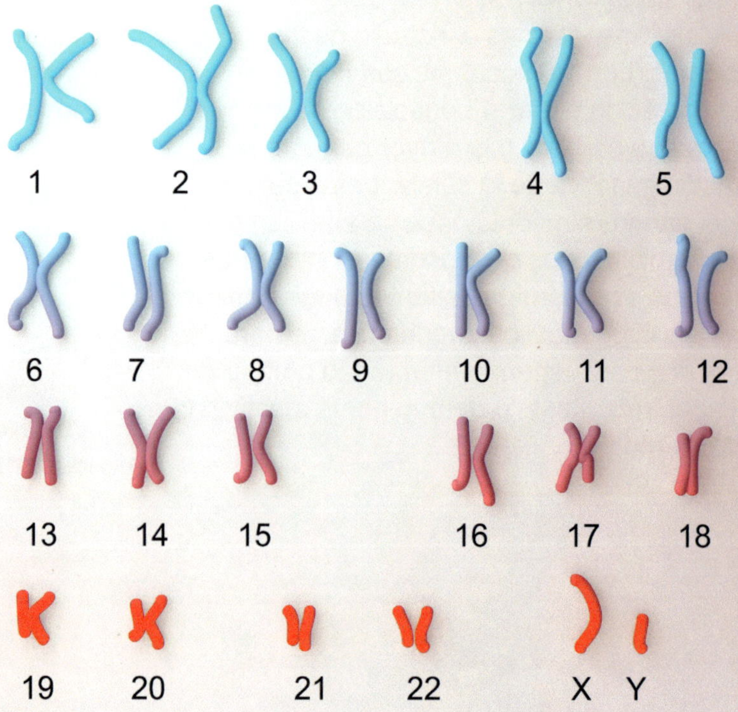

Repaso

- Los antecedentes médicos, el examen físico y los análisis de sangre pueden revelar signos de cáncer.
- Se realiza una variedad de análisis de sangre para evaluar la extensión y la causa de la baja cantidad de glóbulos.
- La biopsia de médula ósea extrae un trozo de hueso y de médula para ver si hay células cancerosas. La aspiración de médula ósea extrae la médula líquida. Los análisis de médula ósea se utilizan para evaluar el pronóstico de SMD.
- Los análisis genéticos comprueban si hay cambios anormales en los genes y en los cromosomas de las células con SMD. Es común que las células con SMD tengan mutaciones genéticas (cambios).

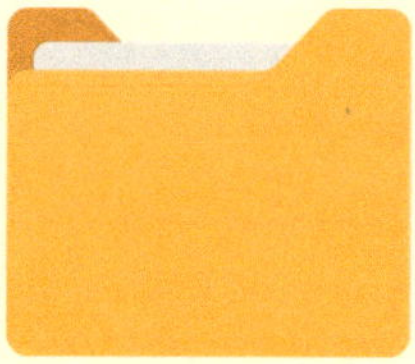

Arme una carpeta médica

Un cuaderno o carpeta médica es una excelente manera de organizar toda su historia clínica en un solo lugar.

- Haga copias de los resultados de los análisis de sangre, de los exámenes de diagnóstico por imágenes y de los informes sobre su tipo específico de cáncer. Será útil al buscar una segunda opinión.
- Elija una carpeta que se adapte a sus necesidades. Procure que tenga un bolsillo con cremallera para llevar un bolígrafo, un pequeño calendario y las credenciales del seguro.
- Arme carpetas para los formularios del seguro, la historia clínica y los resultados de las pruebas. Puede hacer lo mismo en su computadora.
- Use los portales para pacientes en internet para ver los resultados de los análisis u otros registros. Descargue o imprima los registros y guárdelos en su carpeta.
- Organícela como le resulte más conveniente. Agregue una sección para tomar notas y escribir preguntas.
- Lleve su carpeta médica a las consultas. ¡Nunca se sabe cuándo puede necesitarla!

3

Tratamiento del SMD

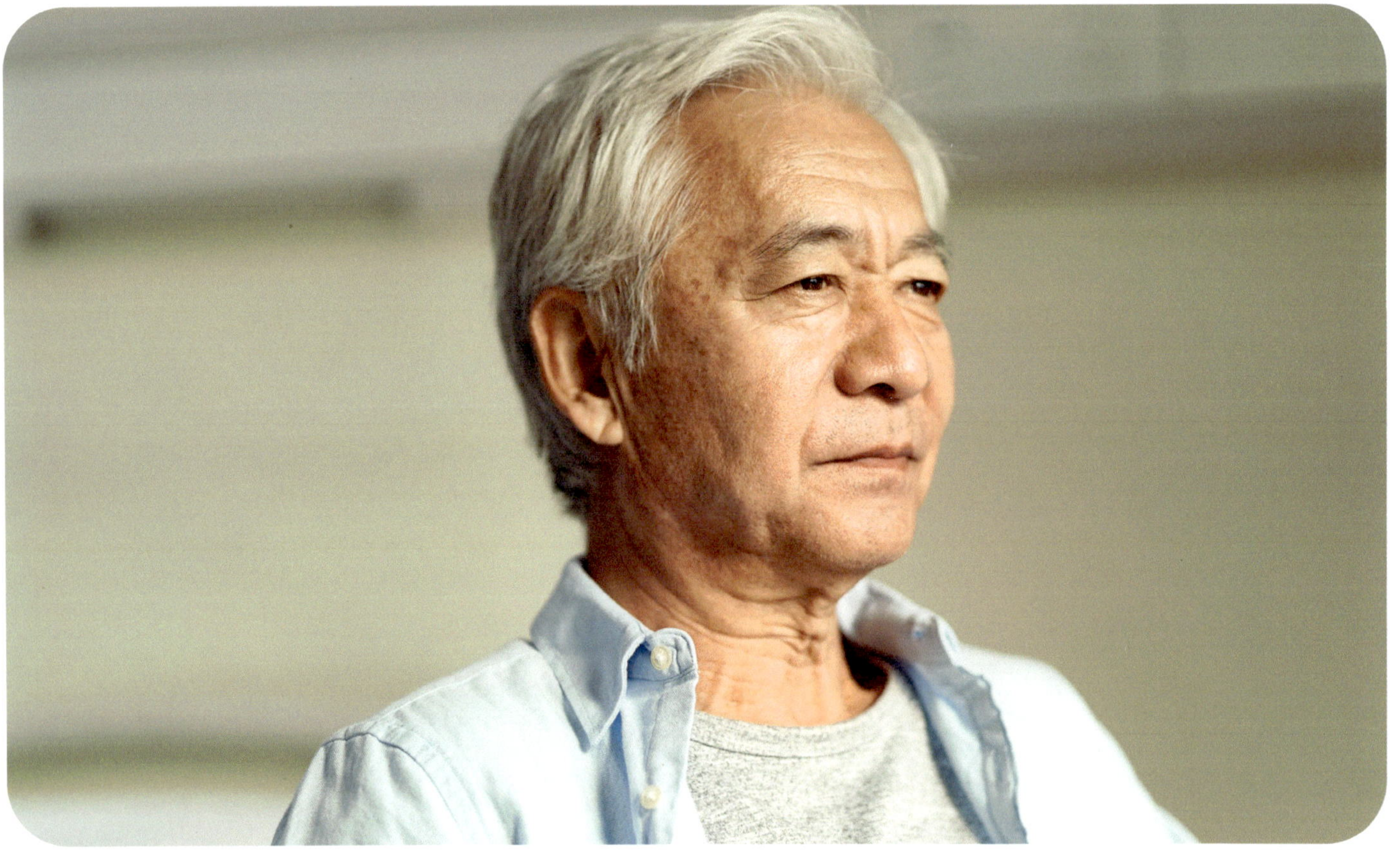

Hay más de un tratamiento para los SMD. Este capítulo presenta una descripción general de los tipos de tratamiento y qué puede esperar. No todas las personas reciben el mismo tratamiento. Colabore con su médico para determinar la mejor opción de tratamiento para su tipo de SMD.

Quimioterapia

La quimioterapia (quimio) es un tipo de tratamiento farmacológico que se usa para tratar el cáncer. Actúa eliminando las células de crecimiento rápido del cuerpo. La quimioterapia se utiliza para destruir las células cancerosas, pero también puede afectar a las células normales. Hay una amplia variedad de medicamentos para quimioterapia. Algunos medicamentos de quimioterapia eliminan las células anormales; otros impiden que se formen células nuevas.

La mayoría de estos medicamentos son líquidos que se inyectan en una vena con una aguja o un comprimido que se traga. En la mayoría de los casos, la quimioterapia se realiza en ciclos con días de tratamiento seguidos de días de descanso. Esto permite que el cuerpo se recupere antes del próximo ciclo. La duración de los ciclos varía según la quimioterapia que se utilice. Le harán análisis para ver si el tratamiento está funcionando bien. Es posible que pase algún tiempo en el hospital durante el tratamiento.

A continuación presentamos algunos ejemplos de medicamentos que se utilizan para tratar los SMD:

- Azacitidina (Vidaza®)
- Decitabina (Dacogen®)
- Decitabina-cedazuridina (Inqovi®)

Estos medicamentos son un tipo de quimioterapia llamada medicamentos hipometilantes. Actúan obstruyendo el ácido desoxirribonucleico (ADN) que ayuda a crecer a las células anormales. Esto ayuda a “encender” los genes que promueven el crecimiento de células normales y sanas en la médula ósea.

Terapia inmunosupresora

La terapia inmunosupresora (TIS) estimula las defensas naturales del cuerpo para combatir los SMD. Usa materiales producidos por el cuerpo o en un laboratorio para mejorar, restaurar o actuar sobre el funcionamiento del sistema inmunitario. La TIS es un tipo de terapia farmacológica que disminuye la respuesta inmunitaria del cuerpo para permitir que las células precursoras sanguíneas de la médula ósea crezcan y formen nuevos glóbulos.

Para tratar el SMD se utilizan tres medicamentos:

- Globulina antitimocítica (Atgam®)
- Ciclosporina (Sandimmune®, Neoral®)
- Eltrombopag (Promacta®)

Globulina antitimocítica

La globulina antitimocítica (GAT) es un medicamento que se usa para tratar los SMD y la anemia aplásica o para reducir el rechazo después de un trasplante de médula ósea. La GAT actúa disminuyendo las defensas naturales del cuerpo (sistema inmunitario). Esto permite que la médula ósea reconstruya su suministro de células precursoras sanguíneas, haciendo que aumente la cantidad de glóbulos.

Ciclosporina

La ciclosporina es un medicamento que normalmente se usa combinado con GAT para tratar la anemia aplásica adquirida. También se utiliza para evitar el rechazo después del trasplante de órganos para reducir la respuesta inmunitaria después de un trasplante de médula ósea.

Eltrombopag

Eltrombopag (Promacta®) es un medicamento que se utiliza para tratar a los adultos con baja cantidad de plaquetas debido a la trombocitopenia inmunitaria crónica (TPI) cuando no han funcionado otros medicamentos. Este medicamento aumenta el crecimiento y el desarrollo de las células precursoras sanguíneas de la médula ósea. Se utiliza para las personas con bajos niveles de plaquetas y que también tienen anemia aplásica, trombocitopenia inmunitaria crónica o trombocitopenia crónica asociada a hepatitis C.

Inmunomoduladores

Lenalidomida

La lenalidomida (Revlimid®) es un medicamento que se usa para aumentar los niveles de hemoglobina (la proteína de los glóbulos rojos que transporta el oxígeno). La lenalidomida se utiliza para tratar los SMD con células a las que les falta una parte del cromosoma 5. Esto se conoce como "del(5q)." La lenalidomida pueda producir o prolongar la necesidad de una transfusión para las personas con SMD con del(5q), como también para aquellas con tipos de SMD de bajo riesgo.

Antes de comenzar con la lenalidomida, asegúrese de decirle a su médico qué otros medicamentos está tomando (recetados, de venta libre, vitaminas, remedios herbarios, etc.).

Agente de maduración eritroide

El agente de maduración eritroide (AME) se utiliza para tratar la anemia. Luspatercept-aamt es un agente de maduración eritroide (glóbulos rojos) que se utiliza cuando los fármacos estimuladores de la eritropoyesis como la epoetina alfa y darbepoetina alfa no son eficaces para aumentar la producción de glóbulos rojos. Luspatercept-aamt se usa específicamente en adultos con síndromes mielodisplásicos de riesgo bajo a moderado con sideroblastos en anillo (SMD-SA) o con neoplasia mielodisplásica o mieloproliferativa con sideroblastos en anillo y trombocitosis (SMD/NMP-SA-T).

Trasplante de células hematopoyéticas

El trasplante de células hematopoyéticas (TCH), también llamado trasplante de médula ósea o trasplante de células precursoras sanguíneas, es un tipo de tratamiento que destruye las células de la médula ósea y la reemplaza con nuevas células hematopoyéticas (que producen sangre) sanas de otra persona. Estas células hematopoyéticas se llaman células precursoras sanguíneas o células precursoras hematopoyéticas.

La médula ósea es una zona suave y esponjosa que se encuentra en el centro de alguno de los huesos más grandes del cuerpo. La médula produce todos los distintos tipos de glóbulos que conforman la sangre, tales como los glóbulos rojos, los glóbulos blancos (de muchos tipos diferentes) y las plaquetas. Todas las células del sistema inmunitario también se producen en la médula ósea. Todas estas células se desarrollan a partir de un tipo de célula que se encuentra en la médula ósea que se llama "célula precursora hematopoyética".

El objetivo de un TCH es curar el cáncer al reemplazar las células precursoras sanguíneas enfermas por células sanas. Las células sanas trasplantadas también pueden reconocer y atacar a las células cancerosas. Esto se logra suprimiendo las células precursoras normales y las células cancerosas con quimioterapia. Entonces, se infunden las células precursoras sanas de otra persona. Las células precursoras sanguíneas sanas se expanden para formar nuevas células y potencialmente atacar cualquier célula cancerosa remanente.

Para el tratamiento de los SDM, se trasplantan las células precursoras sanguíneas de un donante. Esto se llama TCH alogénico. Antes del trasplante, se debe realizar una prueba especial para asegurar que el donante sea adecuado para usted. Se utiliza la tipificación de antígeno leucocitario humano (HLA) para encontrar un tipo de tejido de la persona llamado tipo HLA.

A continuación se describen los pasos del tratamiento para el TCH alogénico.

Tratamiento de acondicionamiento

Antes del trasplante, recibirá quimioterapia de intensidad alta o de intensidad reducida. Se llama tratamiento de acondicionamiento a la quimioterapia porque prepara (acondiciona) su cuerpo para recibir las células precursoras sanguíneas donadas. La quimioterapia se utiliza para destruir las células normales y las células cancerosas de su médula ósea. Sin este acondicionamiento, su sistema inmunitario eliminaría de inmediato las células precursoras sanguíneas trasplantadas.

Hay dos tipos principales de tratamiento de acondicionamiento que pueden usarse antes del TCH. El acondicionamiento de dosis altas consiste en altas dosis de medicamentos de quimioterapia (alta intensidad). El acondicionamiento de intensidad reducida consiste en dosis más bajas de fuertes medicamentos de quimioterapia o medicamentos de baja intensidad. También se podría administrar radioterapia como parte del proceso de acondicionamiento.

Trasplante de células precursoras

Después del tratamiento de acondicionamiento, su cuerpo recibirá las células precursoras sanguíneas con una transfusión. Una transfusión es una inyección lenta de productos sanguíneos en una vena grande. Este proceso puede tardar varias horas.

Las células precursoras sanguíneas trasplantadas viajan naturalmente a su médula ósea donde pueden expandirse y crecer. Las células trasplantadas producirán glóbulos nuevos y sanos. Este proceso se llama incorporación del injerto. Normalmente las células precursoras sanguíneas demoran unas 2 a 4 semanas en establecerse en la médula ósea y comenzar a producir glóbulos maduros. Durante este período, usted estará internado. Además tendrá un mayor riesgo de sufrir infecciones y sangrado. Los glóbulos pueden tardar semanas o meses en recuperarse completamente y que su sistema inmunitario vuelva a la normalidad.

Ensayos clínicos

Los ensayos clínicos estudian la seguridad y la utilidad de las pruebas y tratamientos para las personas. Los ensayos clínicos determinan cómo prevenir, diagnosticar y tratar una enfermedad. Los ensayos clínicos han permitido a los médicos encontrar maneras seguras y eficaces de mejorar su atención y tratamiento del cáncer.

Los ensayos clínicos tienen 4 fases.

- Los **ensayos de fase I** tienen como objetivo encontrar la dosis que sea mejor y más segura de un medicamento nuevo. Otro objetivo es encontrar la mejor manera de dar el medicamento con la menor cantidad de efectos secundarios.
- Los **ensayos de fase II** evalúan si un medicamento actúa en un tipo de cáncer específico.
- Los **ensayos de fase III** comparan el medicamento nuevo con el tratamiento estándar.
- Los **ensayos de fase IV** estudian la seguridad y el beneficio a largo plazo de un tratamiento después de ser aprobado.

Para incorporarse a un ensayo clínico, debe cumplir con las condiciones del estudio. Los pacientes de un ensayo clínico, por lo general, tienen el mismo tipo de cáncer y estado de salud general. Esto contribuye a asegurar que los cambios que se observen se deben al tratamiento y no a diferencias entre los pacientes.

Si decide participar de un ensayo clínico, deberá leer y firmar un documento llamado consentimiento informado. Este documento describe el estudio en detalle, incluso los riesgos y beneficios. Aún después de firmar el formulario de consentimiento, puede dejar de participar en el ensayo en cualquier momento.

Cómo encontrar un ensayo clínico.

En los Estados Unidos

Centros oncológicos de NCCN
NCCN.org/cancercenters

The National Cancer Institute (NCI)
cancer.gov/about-cancer/treatment/clinical-trials/search

En el mundo

The U.S. National Library of Medicine (NLM)
clinicaltrials.gov/

¿Necesita ayuda para encontrar un ensayo clínico?
Servicio de Información de Cáncer (CIS) del NCI
+1.800.4.CANCER (+1.800.422.6237)
cancer.gov/contact

Pregunte a su equipo de tratamiento si hay algún ensayo clínico abierto al que pueda incorporarse. Puede haber ensayos clínicos en el lugar donde recibe tratamiento o en otros centros cerca de su hogar. Converse sobre los riesgos y beneficios de incorporarse a un ensayo clínico con su equipo de atención médica. Decida, junto con ellos, si el ensayo clínico es adecuado para usted.

Tratamiento complementario

El tratamiento complementario es la piedra angular de todos los tratamientos para los SMD. El tratamiento complementario tiene como objetivo mejorar su calidad de vida al reducir los síntomas de su baja cantidad de glóbulos. Incluye la atención de los problemas de salud causados por el cáncer o por su tratamiento. Se llama también cuidados paliativos.

Las opciones de tratamientos complementarios para los SMD se describen a continuación y se enumeran en la Guía 3.

Controles generales de salud

Todos los tratamientos para el cáncer causan problemas de salud no deseados. Estos problemas de salud se llaman efectos secundarios. Los efectos secundarios dependen de muchos factores. Estos factores incluyen el tipo de medicamento y la dosis, la duración del tratamiento y la persona. Algunos efectos secundarios pueden ser muy perjudiciales para su salud. Otros pueden ser simplemente desagradables.

Pida la lista completa de efectos secundarios de su tratamiento a su equipo de atención. Además, avise a su equipo de atención si tiene síntomas nuevos o si se ha agravado alguno de los síntomas que presentaba. Es posible que puedan ayudarlo a sentirse mejor y evitar algunos efectos secundarios.

Evaluación de la calidad de vida

La evaluación de la calidad de vida se utiliza para identificar problemas en etapas tempranas, tales como dolor u otros problemas que pueden ser físicos, psicosociales y espirituales. La evaluación tiene una sección específica para SMD (QOL-E v.2) que se enfoca en el bienestar general y aborda factores específicos de la enfermedad y factores físicos, funcionales, sociales y sexuales y la fatiga.

Guía 3 Opciones de tratamiento complementario
Control de los cambios en la salud general
Apoyo psicosocial
Evaluación de la calidad de vida
Transfusiones
Antibióticos para infecciones bacterianas
Ácido aminocaproico u otros fármacos antifibrinolíticos para el sangrado
Quelación de hierro
Citocinas
G-CSF

Transfusión de glóbulos rojos

Los síntomas de la anemia y de los SMD causan una disminución de los glóbulos rojos que producen fatiga intensa y dificultad para respirar, entre otros. Puede recibir una transfusión de glóbulos rojos para aumentar los niveles de hemoglobina y hierro y también para mejorar la cantidad de oxígeno en el cuerpo. Una transfusión de glóbulos rojos es una inyección lenta de glóbulos rojos en una vena. Se utiliza para tratar la anemia y aumentar el oxígeno que llega a los tejidos.

Transfusión de plaquetas

Las plaquetas ayudan a controlar el sangrado al formar coágulos y al cicatrizar las heridas. Una baja cantidad de plaquetas es un efecto secundario común de la quimioterapia. Las transfusiones de plaquetas ayudan a aumentar la cantidad de plaquetas en su cuerpo. Una transfusión de plaquetas es una inyección lenta de plaquetas en una vena. Dado que las plaquetas solo sobreviven durante unos pocos días, se necesitan transfusiones de plaquetas con frecuencia.

Antibióticos para infecciones bacterianas

Las infecciones recurrentes son uno de los problemas más comunes de los SMD, después de la anemia. La baja cantidad de glóbulos blancos aumenta el riesgo de sufrir infecciones. Debe hablar con su médico si hay signos de infección como fiebre, signos de neumonía (tos, dificultad para respirar) o infección del aparato urinario (ardor al orinar). Probablemente reciba antibióticos si tiene infecciones bacterianas.

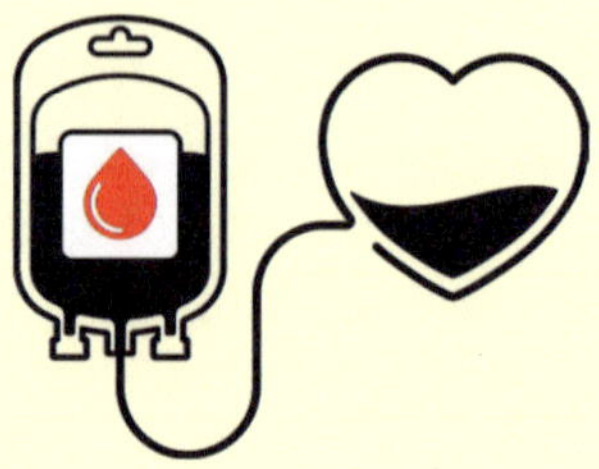

Transfusiones

La transfusión es un procedimiento común para reemplazar la sangre o los componentes de la sangre (glóbulos rojos o plaquetas). Se da a través de una vía intravenosa (IV), un tubo delgado que se introduce en una vena con una pequeña aguja.

- Todo el proceso puede tardar aproximadamente de 1 a 4 horas, dependiendo de la cantidad de sangre que se necesite.
- La mayoría de las transfusiones usan sangre de un donante. La persona puede elegir a un familiar o amigo para que donen sangre.
- Las transfusiones suelen ser muy seguras. La sangre donada se analiza, se manipula y se almacena cuidadosamente.
- El cuerpo de la mayor parte de las personas acepta las transfusiones de sangre sin inconvenientes. Pero, como en cualquier procedimiento médico, hay algunos riesgos. Hable con su médico para que le dé información específica sobre sus riesgos.
- La quimioterapia puede afectar la forma en que la médula ósea produce glóbulos nuevos. Algunas personas en tratamiento para el cáncer pueden necesitar una transfusión de glóbulos rojos o plaquetas.

Apoyo psicosocial

El malestar psíquico es normal, común y esperado. Los síntomas comunes incluyen tristeza, temor e indefensión. Este malestar puede ser de leve a grave. Todas las personas con cáncer padecen algún nivel de malestar en algún momento. Algunas personas tienen mayores probabilidades de padecerlo que otras. Las personas con síntomas no controlados, problemas de dinero, falta de sostén o antecedentes de enfermedades mentales tienen mayor probabilidad de padecerlo. Las personas con inquietudes psicosociales suelen recibir ayuda de los servicios de salud mental, asistencia psicológica o trabajo social.

Consulte más información en la *NCCN Guidelines for Patients: Malestar psíquico durante el tratamiento del cáncer*, disponible en NCCN.org/patientguidelines.

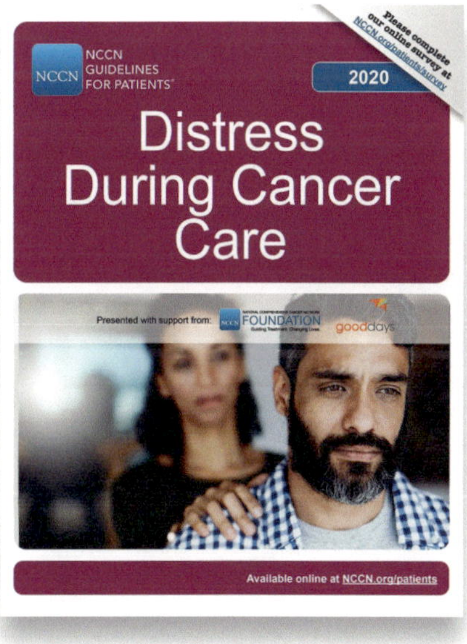

Ácido aminocaproico

Si las transfusiones o los factores de crecimiento (tales como la darbepoetina alfa) no ayudan a controlar el sangrado, otra opción puede ser el tratamiento con un medicamento oral antifibrinolitico, como el ácido aminocaproico (Amicar).

Quelación de hierro

Si bien las transfusiones son útiles para aliviar los síntomas de los SMD o de la anemia, demasiadas transfusiones (normalmente 20 o más) pueden causar acumulación de hierro, que a su vez puede dañar los órganos (sobrecarga de hierro). La sobrecarga de hierro requiere de un tratamiento especial para eliminar el exceso de hierro. Este tratamiento se llama quelación de hierro. En la quelación, se utilizan medicamentos llamados quelantes para que se unan al hierro para que el cuerpo pueda eliminarlo.

> Considere buscar ayuda en un grupo de apoyo local. Hay una lista de recursos en la sección Sitios web.

Citocinas

Las citocinas existen naturalmente en el cuerpo como parte del sistema inmunitario. También pueden fabricarse en un laboratorio y se las usa para tratar el cáncer. Las citocinas que se usan para tratar los SMD incluyen fármacos estimuladores de la eritropoyesis (FEE; darbepoetina alfa y eritropoyetina alfa) y factores estimulantes de colonias (G-CSF o GM-CSF). Los FEE son copias de la hormona eritropoyetina que producen los riñones humanos. Estos fármacos se usan para tratar la anemia en pacientes con SMD.

G-CSF

Los factores estimulantes de colonias de granulocitos (G-CSF, por sus siglas en inglés) estimulan a la médula ósea para que produzca más neutrófilos o granulocitos y disminuya el riesgo de infección. Este medicamento se puede usar con la quimioterapia, o antes o después de un trasplante de células precursoras sanguíneas.

Fármacos estimuladores de la eritropoyesis

Los fármacos estimuladores de la eritropoyesis (FEE) ayudan a estimular la médula ósea para producir glóbulos rojos. Los FEE se usan para tratar la anemia causada por la quimioterapia. Ayudan a disminuir la necesidad de transfusiones de sangre. Los ejemplos incluyen epoetina alfa (Epogen®, Procrit®) y darbepoetina alfa (Aranesp®). Ambos se utilizan para tratar la anemia sintomática.

Tratamiento complementario

El apoyo puede provenir de cualquier lado. Hable con su equipo de atención sobre el tratamiento complementario que pueda necesitar.

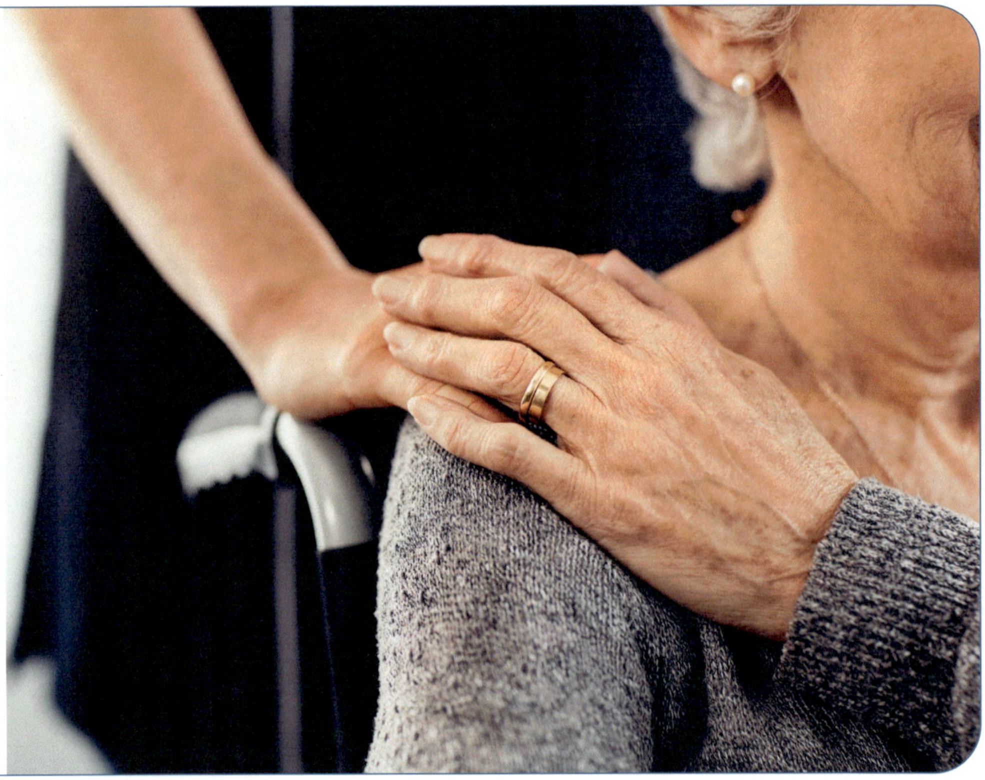

Equipo de tratamiento

El tratamiento del cáncer requiere un abordaje en equipo. Algunos integrantes de su equipo de atención lo acompañarán durante todo el tratamiento del cáncer, en tanto otros estarán presentes durante algunos momentos. Conozca a su equipo de atención y permítales que lo conozcan a usted.

Dependiendo de su diagnóstico, su equipo puede incluir los siguientes especialistas:

- **Su médico de cabecera** se ocupa de la atención médica no relacionada con el cáncer. Este profesional puede ayudarlo a expresarle al equipo de atención cómo se siente con respecto a los tratamientos.
- **El anatomopatológo** interpreta las células, tejidos y órganos extraídos durante una biopsia o cirugía.
- **El radiólogo especializado en diagnóstico** lee los resultados de las radiografías y otros exámenes de diagnóstico por imágenes.
- **El radiólogo intervencionista** realiza biopsias por punción, ablaciones y terapias transarteriales, y coloca vías para los tratamientos.
- **El cirujano oncólogo** realiza operaciones para extirpar el cáncer.
- **El oncólogo médico** trata el cáncer en adultos usando tratamiento sistémico. Con frecuencia, este profesional lidera un equipo de tratamiento general y realiza el seguimiento de las pruebas y exámenes realizados por otros especialistas.
- **El radiooncólogo** prescribe y planifica la radioterapia para tratar el cáncer.
- **El anestesiólogo** da la anestesia, un medicamento para que no sienta dolor durante las operaciones o procedimientos.
- **El especialista en cuidados paliativos** es un experto en el tratamiento de los síntomas que causa el cáncer con el objetivo de mejorar la calidad de vida de los pacientes y aliviar el sufrimiento.
- **Los profesionales sanitarios superiores** son enfermeros titulados practicantes y asociados médicos que controlan su salud y le brindan atención.
- **Los enfermeros oncológicos** brindan atención práctica, como la terapia sistémica, administran la atención, responden preguntas y lo ayudan a sobrellevar los efectos secundarios.
- **Los nutricionistas** pueden ofrecer orientación sobre los alimentos o la dieta que son más adecuados para su afección en particular.
- **Los psicólogos y psiquiatras** son expertos en salud mental que pueden ayudarlo a tratar problemas tales como depresión, ansiedad u otros problemas relacionados con la salud mental que pueden afectar cómo se siente.

Repaso

- La quimioterapia se utiliza para destruir las células cancerosas, pero también puede afectar a las células normales.
- La inmunoterapia estimula las defensas naturales del cuerpo para combatir los SMD.
- El objetivo de un trasplante de células hematopoyéticas (TCH) es curar el cáncer al reemplazar las células precursoras sanguíneas enfermas por células sanas que atacarán a las células cancerosas.
- El tratamiento complementario es la piedra angular de todos los tratamientos para los SMD. El tratamiento complementario tiene como objetivo mejorar su calidad de vida al reducir los síntomas.
- El malestar psíquico es normal, común y esperado.
- Conozca a su equipo de atención y permítales que lo conozcan a usted.

4
Perspectivas del SMD

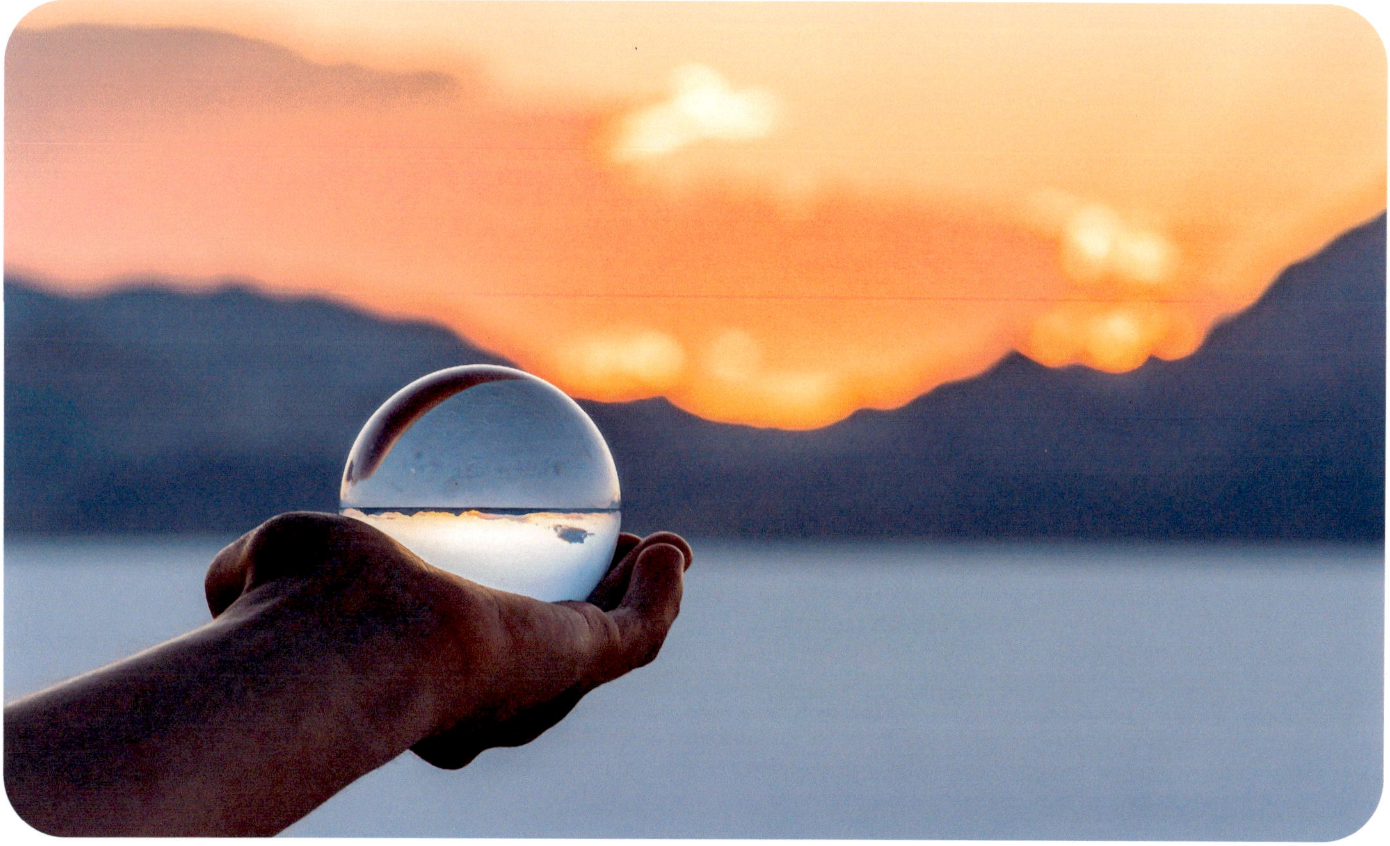

Hay varios factores de riesgo conocidos para los síndromes mielodisplásicos (SMD) que incluyen la edad, el sexo, los factores genéticos, el tabaquismo, entre otros. Este capítulo profundiza sobre los factores de riesgo y el sistema de puntuación para los SMD.

Factores de riesgo

Un factor de riesgo es algo que aumenta las probabilidades de tener una enfermedad. Si le han diagnosticado síndrome mielodisplásico (SMD), su médico tendrá en cuenta una cantidad de factores de riesgo cuando determine el mejor tratamiento.

Entre los factores de riesgo relacionados con los SMD se encuentran:

- Edad
- Sexo
- Tratamiento(s) anterior(es)
- Síndrome genéticos
- Tabaquismo
- Exposiciones ambientales

Los factores de riesgo se explican con más detalle a continuación.

Edad

La edad es uno de los factores de riesgo más importantes para los SMD. En la mayoría de los casos, los SMD se dan en personas de 70 u 80 años. Es poco común en personas de menos de 50 años.

Sexo

Los SMD son más comunes en hombres que en mujeres. Si bien no hay motivo claro para esto, puede estar relacionado con la exposición al humo o a productos químicos en el pasado.

Tratamiento(s) anterior(es)

Una persona tratada con determinados medicamentos de quimioterapia en el pasado tiene más probabilidad de padecer SMD más adelante. Esto se conoce como SMD secundario o SMD relacionado con el tratamiento. El riesgo de SMD secundario varía de acuerdo con el tipo y las dosis de medicamentos que ha recibido. Sin embargo, un pequeño porcentaje de personas tratadas con estos medicamentos padecerán SMD.

Entre los medicamentos que pueden causar SMD se encuentran:

- Mecloretamina (mostaza nitrogenada)
- Procarbazina
- Clorambucilo
- Ciclofosfamida
- Ifosfamida
- Etopósido
- Tenipósido
- Doxorrubicina

Síndrome genéticos

Determinados síndromes hereditarios tienen una mayor probabilidad de transformarse en SMD. Estos están causados por genes anormales (mutados) que se han recibido de uno o de ambos padres (heredados).

Entre los síndromes genéticos relacionados con los SMD se encuentran:

- Anemia de Fanconi
- Síndrome de Shwachman-Diamond
- Anemia de Diamond Blackfan
- Trastorno plaquetario familiar con propensión a neoplasia mielógena
- Neutropenia congénita grave
- Disqueratosis congénita

Tabaquismo

Si bien la mayor parte de las personas saben que fumar puede causar cáncer de pulmón, también puede causar cáncer en otras partes del cuerpo. Por ejemplo, fumar aumenta el riesgo de padecer SMD. Las sustancias que se encuentran en el tabaco se absorben en la sangre cuando ésta atraviesa los pulmones. Una vez en el torrente sanguíneo, estas sustancias se dispersan a muchas partes del cuerpo.

Exposiciones ambientales

La exposición a altas dosis de radiación (como haber sobrevivido a la explosión de una bomba atómica o a un accidente de un reactor nuclear) aumenta el riesgo de padecer SMD.

La exposición de largo plazo al benceno y a ciertos productos químicos que se utilizan en las industrias del petróleo y el caucho también puede aumentar el riesgo de padecer SMD.

Gravedad de la enfermedad

Su médico usará los resultados de sus exámenes para determinar la gravedad del SMD. Se usará una puntuación para elaborar un plan de tratamiento que sea adecuado para usted.

Hable con su médico sobre su índice de riesgo y las alternativas de tratamiento.

Candidatura para trasplante de células precursoras hematopoyéticas

Si usted tiene menos de 75 años y es considerado sano, puede recibir un trasplante de células precursoras (también conocido como trasplante de médula ósea). Debe tener un donante compatible para poder recibir el trasplante. Esta persona puede ser un familiar o un donante voluntario no relacionado.

Puntuación y grupos de riesgo

La gravedad del síndrome mielodisplásico (SMD) se clasifica mediante un sistema de puntuación. La puntuación se utiliza para determinar la probable evolución (pronóstico) de los SMD y para colaborar con la elaboración de un plan de tratamiento. Se utiliza una clasificación, llamada índice de riesgo, para clasificar los SMD en grupos de riesgo. Se utiliza una cantidad de factores para clasificar los SMD, entre otros, la cantidad y profundidad de la baja cantidad de glóbulos, el porcentaje de células inmaduras en la médula (hemoblastos) y el tipo de anomalías citogenéticas (cromosomas). Esta sección describe los factores clave y los sistemas de puntuación que se utilizan para determinar la gravedad de los SMD.

Factores de pronóstico

El pronóstico es una predicción de las características y evolución de una enfermedad. La planificación del tratamiento de los SMD incluye una evaluación de pronóstico de su SMD. Un aspecto clave del diagnóstico de los SMD es la posibilidad de que se transforme en leucemia mieloide aguda (LMA). Hay determinados factores relacionadas con su hemograma, la evaluación de la médula ósea y el perfil cariotípico/molecular que afecta el pronóstico de los SMD. Éstos se llaman factores de pronóstico. Estos factores se utilizarán para poder decidir si el tratamiento del cáncer se necesita de inmediato y qué intensidad debe tener.

Tales factores incluyen:

- Subtipo de SMD
- Cantidad y gravedad de la baja cantidad de glóbulos (citopenias)
- Porcentaje de hemoblastos en la médula ósea.
- Tipo y número de cambios en los cromosomas.

Algunos factores están relacionados con mejores evoluciones o con una menor probabilidad de que los SMD se transformen en LMA. Otros factores están relacionados con peores resultados o con una mayor probabilidad de que los SMD se transformen en LMA. Algunos factores ayudan a predecir la respuesta al tratamiento. De acuerdo con estos factores de pronóstico, se usa un sistema de puntuación para puntuar y clasificar la gravedad de los SMD.

Hay tres sistemas de puntuación principales para los SMD.

- IPSS (Sistema de puntuación pronóstica internacional)
- IPSS-R (Sistema de puntuación pronóstica internacional revisado)
- WPSS (Sistema de puntuación pronóstica basado en la clasificación de la OMS)

A continuación se describe cada sistema de puntuación.

IPSS

El IPSS fue el primer sistema de puntuación pronóstica para los SMD en ser ampliamente aceptado. Se creó hace casi 20 años. Aunque todavía es el sistema de puntuación pronóstica usado con mayor frecuencia, muchos especialistas están dejando de usar el IPSS en favor del IPSS-R. Como resultado de estos cambios, el IPSS-R es mejor para predecir el pronóstico que el IPSS.

IPSS-R

El IPSS-R se desarrolló en 2012. Es una versión actualizada (revisada) del IPSS original. Una diferencia clave es que el IPSS-R clasifica los tipos y la gravedad de la baja cantidad de glóbulos. Además clasifica una amplia gama de cambios en los cromosomas.

IPSS-R clasifica a los SMD en 5 grupos de riesgo:

- Muy bajo riesgo
- Bajo riesgo
- Riesgo intermedio
- Alto riesgo
- Muy alto riesgo

El grupo de SMD de bajo riesgo incluye a cualquier persona con riesgo de enfermedad muy bajo, bajo o intermedio. El alto riesgo incluye personas con riesgo intermedio, alto, o muy alto riesgo de enfermedad.

WPSS

El WPSS también es un sistema de puntuación más moderno. Pero, no se usa tanto como el IPSS o el IPSS-R. El WPSS se diferencia principalmente de los otros dos sistemas en que incluye el subtipo de SMD como factor pronóstico. En cuanto a la baja cantidad de glóbulos, el WPSS da una puntuación de acuerdo con la presencia o la ausencia de anemia grave. Como el IPSS-R, este sistema también tiene 5 grupos de riesgo.

Un punto clave que se debe recordar es que ni estos sistemas de puntuación ni los grupos de riesgo predicen cómo responderán al tratamiento los SMD. Solo ayudan a predecir cómo pueden comportarse los SMD a lo largo del tiempo sin tratamiento.

Repaso

- Los SMD se clasifican en grupos de riesgo de acuerdo con el índice de riesgos.
- Los médicos usan sistemas de puntuación para clasificar la gravedad de los SMD y planificar su tratamiento.
- El índice de riesgo es una clasificación de la gravedad de los SMD. Describe la velocidad con que es probable que los SMD avancen sin tratamiento.
- Al planificar el tratamiento, los médicos analizan los grupos de riesgo como SMD de “menor riesgo” y SMD de “mayor riesgo”.

5
Anemia

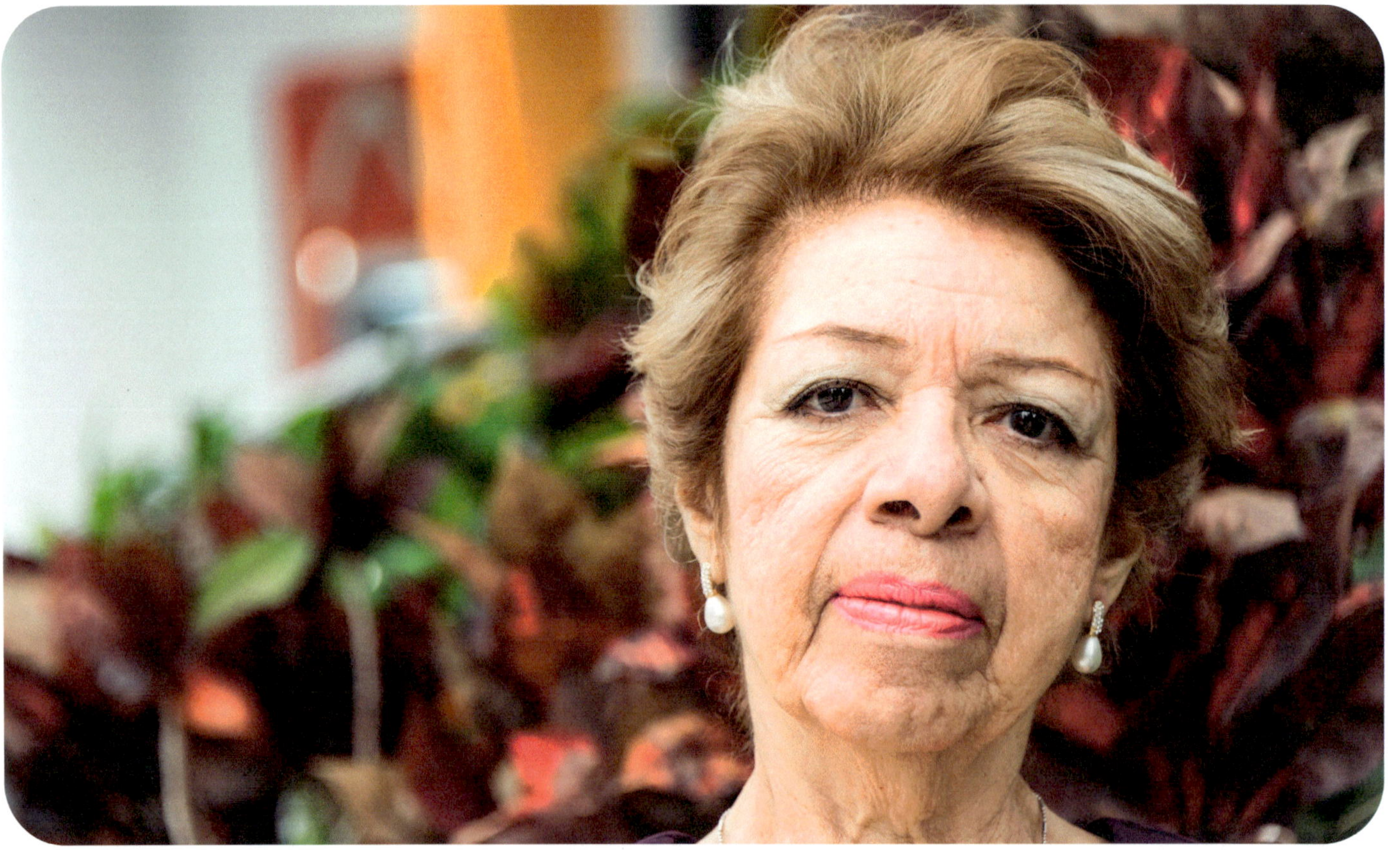

Si tiene anemia, es posible que las células de su cuerpo no estén recibiendo suficiente oxígeno. Hay muchos tipos de anemia, cada uno con sus propias causas y síntomas. Este capítulo proporciona más información sobre la anemia y las potenciales alternativas de tratamiento.

Descripción general

La anemia es una afección en la que su cuerpo no produce cantidad suficiente de glóbulos sanos, lo que causa que se transporte menos oxígeno a las células. Hay muchos tipos y causas de anemia. La anemia leve es una afección común y tratable que puede ocurrirle a cualquier persona. La anemia también puede ser un signo de una afección más grave. Puede estar causada por sangrado crónico del estómago, inflamación crónica por una infección, enfermedad renal, cáncer o enfermedad autoinmune.

Hay distintos tipos de anemia, entre otros:

- Anemia relacionada con enfermedades de la médula ósea
- Anemia aplásica
- Anemia hemolítica
- Anemia por deficiencia de hierro
- Anemia drepanocítica
- Anemia por deficiencia de vitaminas

Anemia relacionada con enfermedades de la médula ósea

La anemia relacionada con enfermedades de la médula ósea afecta la sangre que se produce en su médula ósea. Esta anemia incluye una variedad de enfermedades, como la leucemia y la mielofibrosis.

Anemia

La anemia es una afección en la que la sangre no tiene suficientes glóbulos rojos sanos.

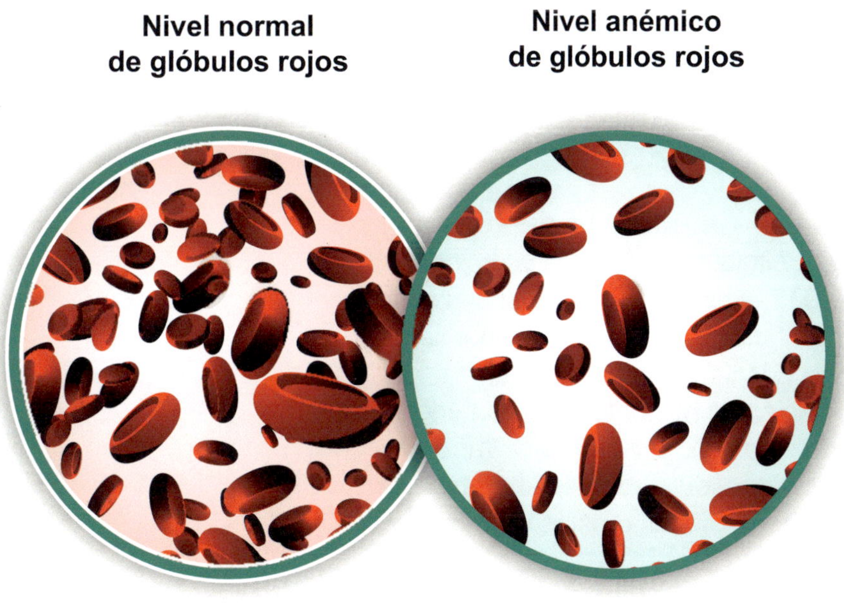

Anemia aplásica

En la anemia aplásica, disminuye la velocidad de producción de glóbulos normales o se detiene completamente. Esto ocurre porque las células precursoras de la médula ósea están dañadas. La cantidad de células precursoras también disminuye porque no pueden replicarse o porque una parte del sistema inmunitario las destruye.

Anemia hemolítica

La anemia hemolítica ocurre cuando los glóbulos rojos se destruyen más rápido de lo que la médula ósea puede reemplazarlos. La anemia hemolítica se puede adquirir de dos maneras: puede heredarla o aparecer más tarde.

Anemia drepanocítica

La anemia drepanocítica es una afección hereditaria grave. Está causada por una forma defectuosa de la hemoglobina que fuerza a los glóbulos rojos a tomar una forma falciforme (de hoz) anormal. Los glóbulos irregulares mueren demasiado pronto lo que causa una baja cantidad permanente de glóbulos rojos.

Anemia por deficiencia de hierro

La anemia por deficiencia de hierro es el tipo más frecuente de anemia. Está causada por la falta de hierro en el cuerpo. Su médula ósea necesita hierro para producir hemoglobina. Sin la cantidad suficiente de hierro, su cuerpo no puede producir suficiente hemoglobina para los glóbulos rojos.

Anemia por deficiencia de vitaminas

De manera similar al hierro, las vitaminas (folato, vitamina B12, vitamina C) son esenciales para producir glóbulos rojos sanos. La anemia por deficiencia de vitaminas puede ocurrir si no comen suficientes alimentos que contengan folato, vitamina B12, o vitamina C. También puede suceder si su cuerpo tiene problemas para absorber o procesar estas vitaminas.

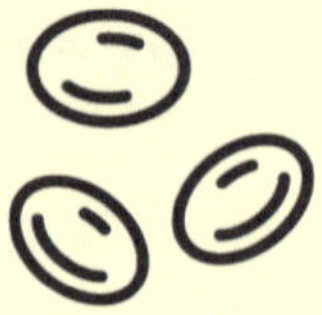

Anemia

La anemia se produce cuando el cuerpo no puede producir suficiente cantidad de glóbulos rojos para llevar el oxígeno a los tejidos y órganos.

- La anemia puede causar dificultad para respirar, dedos de manos y pies fríos, palidez y dolor de cabeza frecuente.
- La anemia puede afectar a personas de todas las edades, razas y etnias. Algunos tipos de anemia son muy comunes y otros, muy poco frecuentes.
- Las causas de la anemia pueden incluir pérdida de sangre o cantidad insuficiente de glóbulos rojos. Los factores que pueden causar que haya insuficiente cantidad de glóbulos rojos incluyen la dieta, afecciones médicas o trastornos genéticos.
- Si la anemia se debe a una dieta pobre, comer más verduras de hojas verdes, frutos secos, fruta desecada y carnes rojas, cereales, cítricos y legumbres puede ayudar.
- Los síntomas de anemia también pueden ser factores de riesgo para otras enfermedades y trastornos. Esto significa que es posible pasarla por alto o diagnosticarla mal.
- Colabore con su médico para determinar la causa de la anemia. Es más probable que permanezca sano y evite sufrir otras afecciones serias a largo plazo.

Síntomas y pruebas

Los síntomas dependen de su tipo específico de anemia. Los síntomas leves pueden serlo tanto que pasan inadvertidos. Sin embargo, a medida que su cuerpo pierde más hierro y empeora la anemia, los síntomas también aumentan.

Los signos y síntomas de la anemia pueden incluir:

- Fatiga
- Debilidad
- Palidez
- Dolor en el pecho, ritmo cardíaco acelerado o dificultad para respirar
- Dolor de cabeza, mareos o aturdimiento
- Manos y pies fríos
- Inapetencia

Si tiene síntomas de anemia, su médico le pedirá una serie de análisis para identificar el tipo y la gravedad. Consulte la lista completa de análisis en la Guía 4.

Guía 4 Análisis para la anemia
Examen físico
Hemograma completo (CBC), plaquetas, fórmula leucocitaria, análisis de reticulocitos
Examen de frotis de sangre periférica
Aspiración de médula ósea con tinción de hierro, biopsia y citogenética
Nivel de EPO sérica
Descartar causas coexistentes

Tratamiento

Su historia clínica, los exámenes físicos y los resultados de los análisis se usarán para diagnosticar y tratar la anemia. Se usará un análisis de sangre para confirmar que tiene baja cantidad de glóbulos rojos o hemoglobina. En la Guía 5 puede encontrar una lista de todas las opciones de tratamiento.

Pueden sugerirle que realice cambios en sus hábitos alimenticios para evitar la anemia en el futuro. Si tiene anemia grave, es posible que le recomienden transfusiones de glóbulos rojos.

del(5q)

Los SMD que tienen del(5q) con anemia sintomática se tratan con lenalidomida. La lenalidomida (Revlimid®) es un medicamento oral para el cáncer que se usa para estimular el funcionamiento del sistema inmunitario.

Si su cáncer no responde a la lenalidomida, se puede tratar con uno de los siguientes fármacos:

- Azacitidina (Vidaza®)
- Decitabina (Dacogen®)
- Ensayo clínico

Guía 5
Anemia sintomática

Sin del(5q) con sideroblastos en anillo menor a 15 %	Si la EPO sérica es de 500 mU/mL o inferior, las opciones son: • EPOrHu • Darbepoetina alfa	→	Si hay respuesta, las opciones son: • Continuar EPO • Continuar darbepoetina Si no hay respuesta, las opciones son: • Continuar EPO o darbepoetina • Considerar agregar lenalidomida o G-CSF
	Si la EPO sérica es superior a 500 mU/mL, consultar la Guía 6		
Sin del(5q) con sideroblastos en anillo de 15 % o superior	Si la EPO sérica es de 500 mU/mL o inferior, las opciones son: • EPOrHu con G-CSF • Darbepoetina alfa con G-CSF	→	Si no hay respuesta, entonces tratar con luspatercept-aamt
	Si la EPO sérica es superior a 500 mU/mL, tratar con: • Luspatercept-aamt	→	Si no hay respuesta, entonces considerar lenalidomida

Sin del(5q) con sideroblastos en anillo menor al 15 %

Los SMD sin del(5q) y sideroblastos en anillo menor al 15 % se tratan con eritropoyetina recombinante humana (EPOrHu) o darbepoetina alfa. La EPOrHu se usa para aumentar la producción de glóbulos rojos. La darbepoetina alfa se usa para tratar la anemia. Continuará recibiendo este tratamiento si responde bien a él.

Si no hay respuesta, su médico puede agregar lenalidomida o factor estimulante de colonias de granulocitos (G-CSF). La lenalidomida (Revlimid®) es un medicamento de quimioterapia que se usa para aumentar los niveles de hemoglobina. El G-CSF, conocido como factor estimulante de colonias de granulocitos, es una glicoproteína que estimula la médula ósea para producir granulocitos (glóbulos blancos que ayudan al sistema inmunitario a combatir las infecciones) y células precursoras.

Sin del(5q) con sideroblastos en anillo de 15 % o más

Los SMD sin del(5q) y sideroblastos en anillo de 15 % o más se tratan de acuerdo con su nivel de EPO sérica.

Si su EPO sérica es de 500 mU/mL o menor, las opciones de tratamiento son eritropoyetina recombinante humana (EPOrHu) y factor estimulante de colonias de granulocitos (G-CSF) o darbepoetina alfa y G-CSF. La EPOrHu se usa para aumentar la producción de glóbulos rojos. La darbepoetina alfa también se usa para tratar la anemia al aumentar la producción de glóbulos rojos. El G-CSF, estimula la médula ósea para producir granulocitos (glóbulos blancos que ayudan al sistema inmunitario a combatir las infecciones) y células precursoras. Si no hay respuesta, entonces recibirá luspatercept-aamt.

Si su EPO sérica es superior a 500 mU/mL, entonces recibirá luspatercept-aamt (Reblozyl®). Luspatercept-aamt es un agente de maduración eritroide (glóbulos rojos) que se utiliza cuando los fármacos estimuladores de la eritropoyesis como la epoetina alfa y darbepoetina alfa no son eficaces para aumentar la producción de glóbulos rojos. El luspatercept-aamt se usa específicamente en adultos con síndromes mielodisplásicos de riesgo muy bajo a intermedio con sideroblastos en anillo (SMD-SA) o con neoplasia mielodisplásica o mieloproliferativa con sideroblastos en anillo y trombocitosis (SMD/NMP-SA-T).

Si no hay respuesta al tratamiento, su médico puede considerar lenalidomida. La lenalidomida (Revlimid®) se usa para estimular el funcionamiento del sistema inmunitario.

Repaso

- La anemia es una afección en la que su cuerpo no produce cantidad suficiente de glóbulos sanos, lo que causa que llegue menos oxígeno a las células.
- Hay muchos tipos y causas de anemia.
- La anemia leve es una afección común y tratable que puede ocurrirle a cualquier persona.
- La anemia sintomática en los SMD se trata de acuerdo con la presencia de del(5q) o si no hay del(5q), la cantidad de sideroblastos.

6
SMD de bajo riesgo

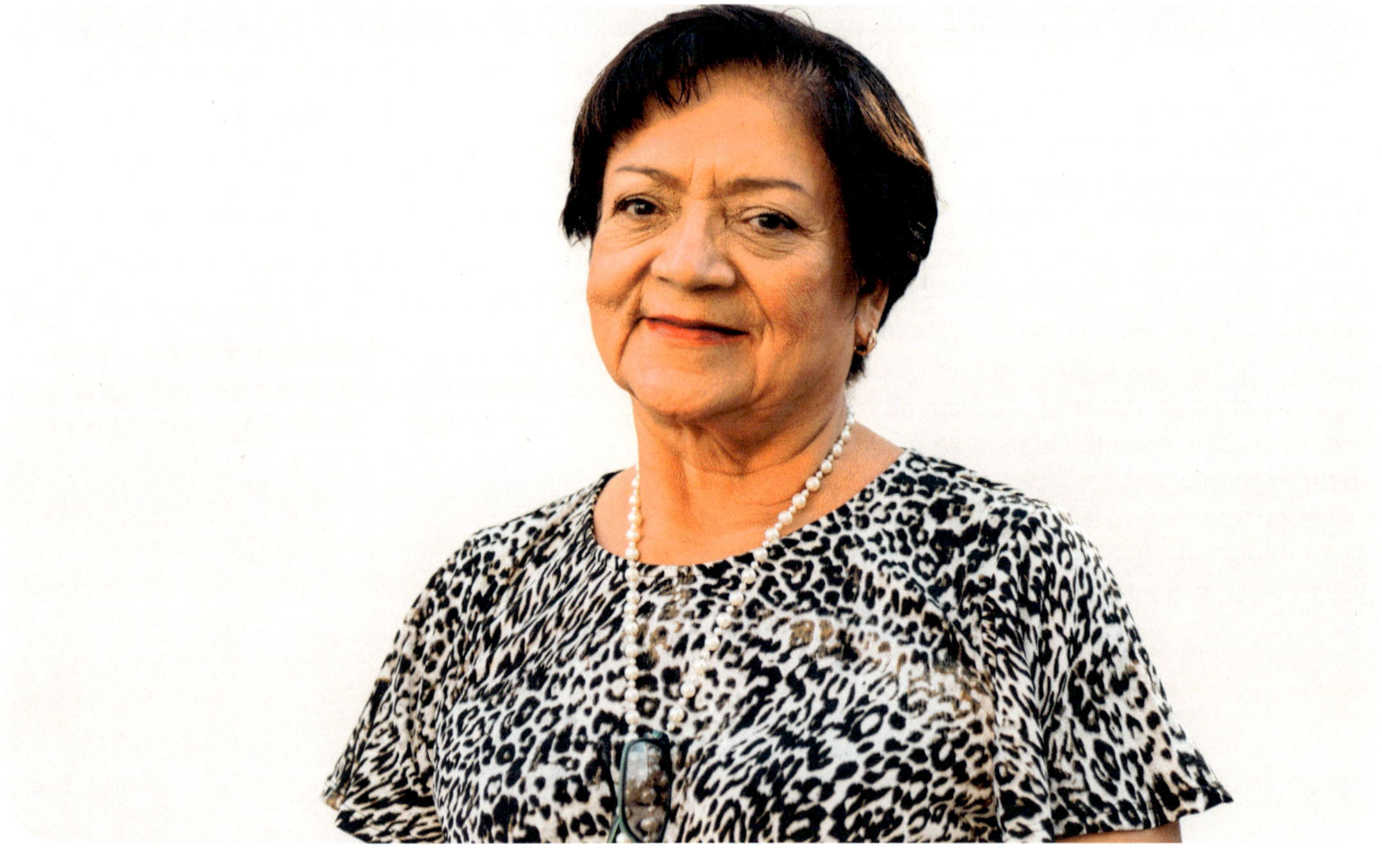

Hay más de un tratamiento para los SMD de bajo riesgo. Este capítulo presenta las opciones de tratamiento de acuerdo con el tipo de SMD de bajo riesgo.

Descripción general

Los SMD de bajo riesgo son de crecimiento lento y es posible que no progresen a leucemia mieloide aguda (LMA) durante mucho tiempo. Los objetivos de tratar los SMD de bajo riesgo son mejorar la cantidad de glóbulos, disminuir la necesidad de transfusiones de sangre y mejorar la calidad de vida.

Si tiene SMD de muy bajo riesgo, bajo riesgo o riesgo intermedio sin síntomas, es posible que no necesite tratamiento de inmediato. En cambio, se le harán estudios periódicamente y se controlarán sus glóbulos. Esto se conoce como monitoreo activo o conducta expectante.

Los SMD de bajo riesgo incluyen los siguientes grupos de riesgo:

- IPSS bajo e intermedio-1
- IPSS-R muy bajo, bajo e intermedio
- WPSS muy bajo, bajo e intermedio

Si tiene SMD de bajo riesgo es posible que no necesite tratamiento de inmediato. Hable con su médico sobre sus alternativas de tratamiento.

Tratamiento

Hay muchas opciones de tratamiento para los SMD. Las opciones de tratamiento se basan en factores tales como subtipo de SMD, índice de riesgo, como también su edad y su estado de salud. La oportunidad, la intensidad y el objetivo del tratamiento varían de acuerdo con el grupo de riesgo.

El mejor tratamiento dependerá de su:

- Grupo de riesgo
- Subtipo de SMD
- Salud general
- Preferencias

Hable con su médico sobre las opciones de tratamiento de acuerdo con su tipo de SMD y sus posibles riesgos y beneficios.

SMD de bajo riesgo con anemia

Si le diagnostican citopenia(s) o falta de aumento de hemoblastos en la médula ósea, recibirá tratamiento complementario. El tratamiento complementario se suma a su tratamiento del cáncer. El tratamiento complementario es atención médica que alivia los síntomas causados por el cáncer o su tratamiento y mejora la calidad de vida. En la Guía 3 puede encontrar una lista de todas las opciones de tratamiento complementario.

Anemia sintomática con del(5q)

Si tiene síntomas de la anemia y se determina que tiene SMD con del(5q), el tratamiento se basa en los cambios que tenga en los cromosomas de los glóbulos y el nivel de eritropoyetina (EPO) en la sangre. La EPO es una hormona que se produce principalmente en los riñones. Desempeña un papel clave en la producción de glóbulos rojos (eritrocitos).

Un cambio clave en el cromosoma es cuando a las células de los SMD les falta una parte del cromosoma 5. Este cambio se llama del(5q). Si tiene del(5q) solo o con otro cromosoma anormal (excepto el cromosoma 7), se le dará lenalidomida. La lenalidomida (Revlimid®) es un medicamento oral para el cáncer que se usa para estimular el funcionamiento del sistema inmunitario.

Anemia sintomática sin del(5q)

Si no se encuentra ningún cambio en el cromosoma del(5q), recibirá eritropoyetina sérica (EPO). La EPO sérica es una hormona que ayuda a controlar la creación de glóbulos rojos. Consulte más información sobre los tratamientos para los SMD sin del(5q) en la Guía 6.

EPO sérica de 500 mU/mL o inferior

Los SMD con EPO sérica de 500 mU/mL o inferior se tratan con eritropoyetina recombinante humana (EPOrHu) o darbepoetina alfa. La EPOrHu se usa para aumentar la producción de glóbulos rojos. La darbepoetina alfa es una forma sintética de eritropoyetina que se usa para tratar la anemia al aumentar la producción de glóbulos rojos. Si no hay respuesta al tratamiento, su médico puede agregar lenalidomida o factor estimulante de colonias de granulocitos (G-CSF). La lenalidomida (Revlimid®) es un medicamento de quimioterapia que se usa para aumentar los niveles de hemoglobina. El G-CSF, conocido como factor estimulante de colonias de granulocitos, es una glicoproteína que estimula la médula ósea para producir granulocitos (glóbulos blancos que ayudan al sistema inmunitario a combatir las infecciones) y células precursoras.

EPO sérica superior a 500 mU/mL

Los SMD con EPO sérica superior a 500 mU/mL se tratan de acuerdo con la probabilidad de respuesta a la terapia inmunosupresora (TIS). La TIS se usa para tratar a personas de 60 años o menores con menos de 5 % de hemoblastos en la médula. Si hay buenas probabilidades de respuesta a la TIS, el tratamiento incluye una globulina antitimocítica (GAT) con o sin ciclosporina A. La GAT es un medicamento que se usa para tratar los SMD o para reducir el rechazo después de un trasplante de médula ósea. La GAT actúa disminuyendo las defensas naturales del cuerpo (sistema inmunitario). Esto permite que la médula ósea reconstruya su suministro de células precursoras sanguíneas, haciendo que aumente la cantidad de glóbulos. La ciclosporina A se usa para prevenir el rechazo de los órganos después del trasplante.

Si la probabilidad de respuesta a la TIS es baja, las opciones de tratamiento incluyen:

- Azacitidina (Vidaza®)
- Decitabina (Dacogen®)
- Decitabina-cedazuridina (Inqovi®)
- Lenalidomida (si es necesario)
- Ensayo clínico

Si no hay respuesta a estos tratamientos, las opciones incluyen un ensayo clínico o alo-TCH en algunos casos. Normalmente se usan trasplantes alogénicos de células precursoras (alo-TCH) para tratar los SMD. En este procedimiento, la persona recibe células hematopoyéticas (que producen sangre) de un donante.

Guía 6
Anemia sintomática sin del(5q)

EPO sérica de 500 mU/mL o inferior	Alternativas de tratamiento: • Epoetina alfa (EPOrHu) • Darbepoetina alfa	→	Si no hay respuesta o ésta se pierde, las opciones son: • EPOrHu con o sin G-CSF o lenalidomida • Darbepoetina alfa con o sin G-CSF o lenalidomida	→ Si no hay respuesta después de 4 meses, seguir EPO sérica de 500 mU/mL o superior
EPO sérica superior a 500 mU/mL	Buena probabilidad de responder a TIS	→	Tratar con GAT con o sin ciclosporina A	→ Si no hay respuesta o hay intolerancia, ver la siguiente línea
	Poca probabilidad de responder a TIS	→	Alternativas de tratamiento: • Azacitidina • Decitabina • Considerar lenalidomida • Ensayo clínico	→ Si no hay respuesta con 6 ciclos de azacitidina o 4 ciclos de decitabina o si hay intolerancia, las opciones son: • Ensayo clínico • Considerar alo-TCH en algunos casos

SMD de bajo riesgo sin anemia

Si tiene trombocitopenia, neutropenia, o aumento de hemoblastos en la médula recibirá azacitidina (Vidaza®), decitabina (Dacogen®), terapia inmunosupresora (TIS) o, en ciertos casos, participará de un ensayo clínico. La TIS se usa para tratar a personas de 60 años o menores con 5 % de hemoblastos en la médula o menos. Si no hay respuesta o empeora su enfermedad, su médico considerará prescribirle medicamentos hipometilantes (decitabina, azacitidina) si no los recibió anteriormente, participar de un ensayo clínico o someterse a un trasplante de médula ósea. Los medicamentos hipometilantes son un tipo de quimioterapia que impide que los grupos metilo se unan al ácido desoxirribonucleico (ADN). Vuelven a encender los genes silenciados, lo que permite que maduren los hemoblastos de leucemia.

Consulte más información en la Guía 7.

Repaso

- Los objetivos de tratar los SMD de bajo riesgo son mejorar la cantidad de glóbulos, disminuir la necesidad de transfusiones de sangre y mejorar la calidad de vida.
- Las opciones de tratamiento se basan en factores tales como subtipo de SMD, índice de riesgo, como también su edad y su estado de salud.
- Hable con su médico sobre las opciones de tratamiento de acuerdo con su tipo de SMD y los posibles riesgos y beneficios.
- Si tiene anemia sintomática, las opciones de tratamiento se basarán en la presencia de del(5q).

Guía 7
Trombocitopenia, neutropenia, o aumento de hemoblastos en médula

Las alternativas de tratamiento incluyen:		Si hay progresión de la enfermedad o no hay respuesta, entonces:
• Azacitidina (preferido) • Decitabina • TIS • Ensayo clínico	→	• Considerar medicamentos hipometilantes • Ensayo clínico • Considerar TCH

7
SMD de alto riesgo

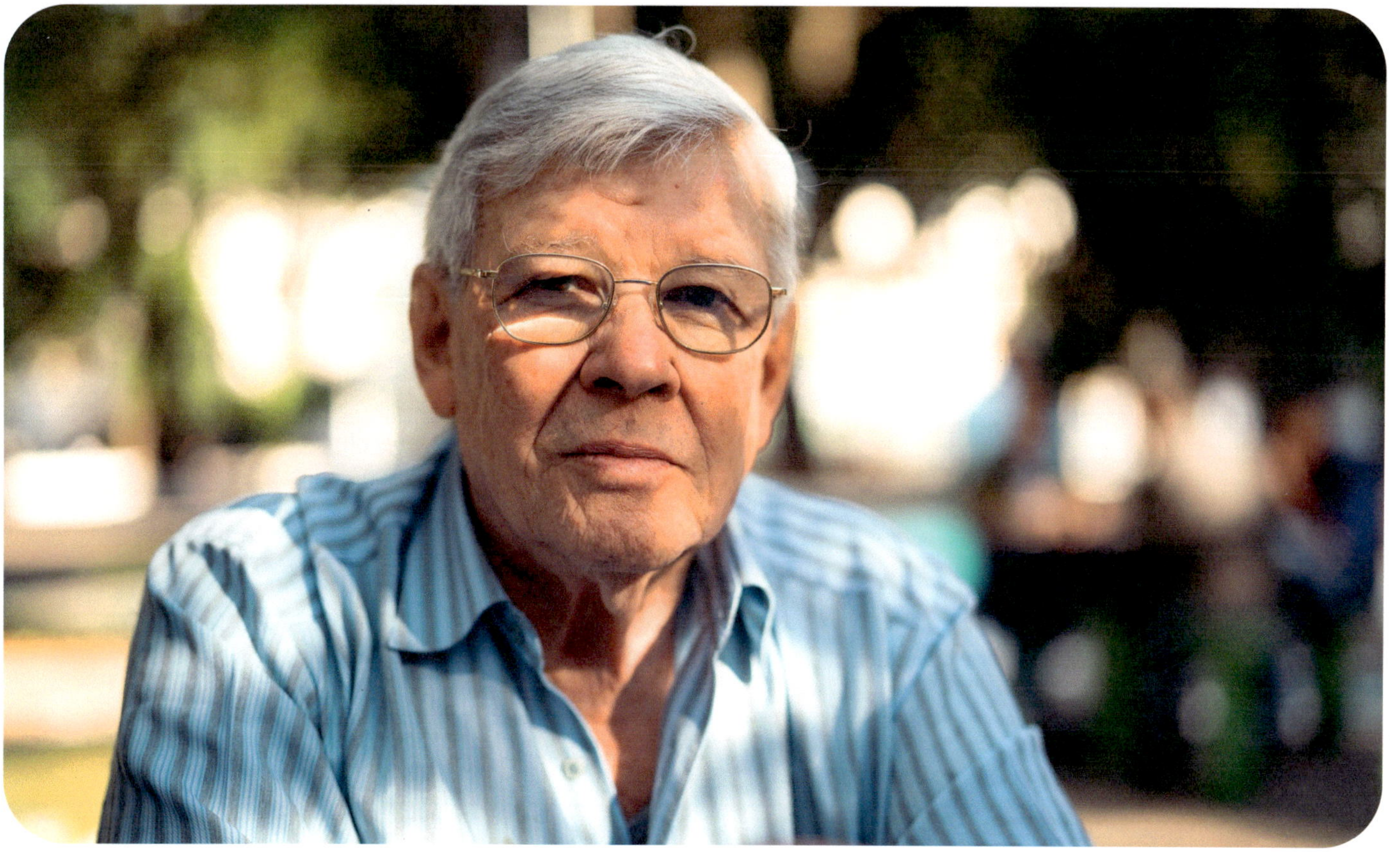

Descripción general

Las personas con SMD de alto riesgo tienen más probabilidades de tener problemas debido a la enfermedad y que progrese a leucemia mieloide aguda (LMA) en un período más breve. Los objetivos del tratamiento para SMD de alto riesgo son desacelerar o evitar que los SMD se transformen en LMA y ayudar a las personas a vivir más tiempo.

En los SMD de alto riesgo, las células inmaduras llamadas hemoblastos suelen constituir más del 5 % de las células de la médula ósea. Las personas con enfermedad de alto riesgo tienen mayor probabilidad de tener bajos niveles de distintos tipos de glóbulos (citopenias), con anemia (baja hemoglobina), neutropenia (baja cantidad de glóbulos blancos), y/o trombocitopenia (baja cantidad de plaquetas). En los SMD de alto riesgo, las personas tienen mayor probabilidad de necesitar transfusiones de sangre o de plaquetas y tratamiento para las infecciones.

Los SMD de alto riesgo incluyen los siguientes grupos de riesgo:

- IPSS intermedio-2, alto
- IPSS-R intermedio, alto y muy alto
- WPSS alto, muy alto

Tratamiento

Las alternativas de tratamiento para SMD de alto riesgo dependen de los objetivos del tratamiento. Los objetivos del tratamiento incluyen potencial cura o control de la enfermedad. Si el objetivo es la cura, entonces se recomienda realizar un trasplante alogénico (alo-TCH) de células hematopoyéticas. Dependiendo de la edad de la persona y del estadio o el estado de los SMD, puede haber un tratamiento adicional o no antes de calificar para el alo-TCH. Las opciones de tratamiento se describen con más detalle en la Guía 8.

Guía 8
Candidato a trasplante

Si es candidato a trasplante	Las alternativas de tratamiento incluyen: • Alo-TCH • Azacitidina seguida por alo-TCH • Decitabina seguida por alo-TCH • Quimioterapia de alta intensidad seguida por alo-TCH	→	Si hay recidiva después del alo-TCH o no hay respuesta, entonces: • Considerar alo-TCH o infusión de linfocitos de donantes • Azacitidina • Decitabina • Ensayo clínico
Si no es candidato a trasplante	Las alternativas de tratamiento incluyen: • Azacitidina (preferido) • Decitabina • Decitabina-cedazuridina • Ensayo clínico	→	Si hay respuesta, el tratamiento continúa Si no hay respuesta o hay recidiva, entonces: • Ensayo clínico • Tratamiento complementario

No todas las personas son candidatos para un trasplante de células precursoras. Las opciones de tratamiento varían de acuerdo con la posibilidad de ser candidato a trasplante.

Candidato a trasplante

Si es candidato a trasplante, las opciones de tratamiento incluyen:

- Alo-TCH
- Azacitidina seguida por alo-TCH
- Decitabina seguida por alo-TCH
- Decitabina-cedazuridina (Inqovi®) seguidas por alo-TCH
- Quimioterapia de alta intensidad seguida por alo-TCH

Trasplante alogénico de células hematopoyéticas

Se usan trasplantes alogénicos de células hematopoyéticas (alo-TCH) para tratar los SMD. En este procedimiento, la persona recibe células hematopoyéticas (que producen sangre) de un donante. Para obtener mejores resultados, se compara el tipo de células del donante (también conocido como tipo HLA) con el de la persona que recibe el trasplante. Los donantes pueden ser hermanos, padres o hijos de la persona. Con menor frecuencia, el donante no está relacionado.

Cuando se necesita tratamiento además del alo-TCH, se usa azacitidina (Vidaza®) decitabina (Dacogen®), decitabina-cedazuridina (Inqovi®), o quimioterapia de alta intensidad. La azacitidina y la decitabina son medicamentos hipometilantes. Los medicamentos hipometilantes son un tipo de quimioterapia que impiden que los grupos metilo se unan al ácido desoxirribonucleico (ADN). Vuelven a encender los genes silenciados, lo que permite que maduren los hemoblastos de leucemia.

La terapia de alta intensidad incluye quimioterapia de inducción intensiva o alo-TCH. La quimioterapia de alta intensidad hace referencia a la administración de quimioterapia antes de la cirugía definitiva o radioterapia.

Si no es candidato a trasplante

Si usted no es candidato a trasplante de células precursoras, las opciones de tratamiento incluyen:

- Azacitidina (Vidaza®)
- Decitabina (Dacogen®)
- Ensayo clínico

Si hay respuesta al tratamiento, el tratamiento continúa. Si no hay respuesta o hay recidiva, las opciones incluyen un ensayo clínico o tratamiento complementario. La recidiva ocurre cuando los SMD vuelven después del tratamiento. Esto puede ocurrir en cualquier momento (semanas, meses o incluso años) después de haberse tratado el primer cáncer.

Repaso

- Los SMD de alto riesgo tienen más probabilidades de crecer más rápido y progresar a leucemia mieloide aguda (LMA) en un período más breve.
- En los SMD de alto riesgo, las células inmaduras llamadas hemoblastos suelen constituir más del 5 % de las células de la médula ósea.
- Las alternativas de tratamiento para SMD de alto riesgo dependen de los objetivos del tratamiento. Los objetivos del tratamiento incluyen potencial cura o control de la enfermedad.
- Normalmente se usan trasplantes alogénicos de células hematopoyéticas (alo-TCH) para tratar los SMD.

8
Superposición de SMD/NMP

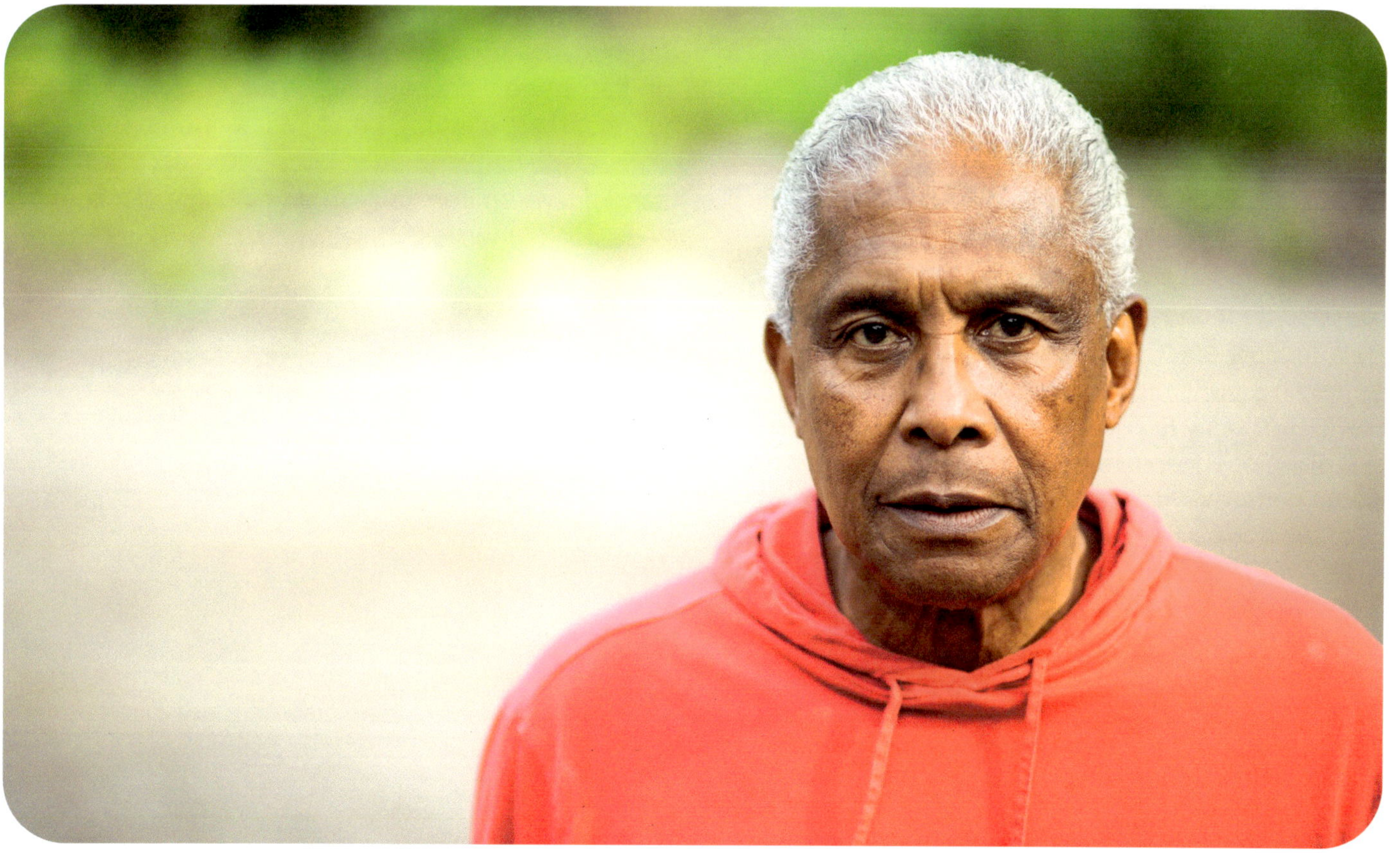

Descripción general

Los síndromes mielodisplásicos (SMD) son un grupo de enfermedades en las que la médula ósea no produce suficiente cantidad de glóbulos maduros sanos (glóbulos rojos, glóbulos blancos y plaquetas). En las neoplasias mieloproliferativas (NMP), el cuerpo produce demasiada cantidad de uno o más tipos de glóbulos. Los SMD se pueden superponer con las NMP. Éstos son trastornos mielocíticos. Los trastornos mielocíticos tienen características displásicas (células anormales) y proliferativas (aumento de la cantidad). Estos trastornos no se consideran SMD o NMP porque tienen algunas características de ambos SMD o NMP.

Los siguientes son subtipos de SMD/NMP:

- Leucemia mielomonocítica crónica
- Leucemia mielógena crónica atípica:
- Leucemia mielomonocítica juvenil
- SMD/NMP, inclasificable
- SMD/NMP con sideroblastos en anillo y trombocitosis

LMMC

La leucemia mielomonocítica crónica (LMMC) es una enfermedad en la que se desarrolla demasiada cantidad de monocitos (un tipo de glóbulo blanco) en la médula ósea. Algunos de estos glóbulos no llegan a transformarse en glóbulos blancos. Los monocitos y los glóbulos inmaduros (llamados hemoblastos) desplazan a los demás glóbulos en la médula ósea, en consecuencia, no hay suficientes glóbulos rojos y plaquetas.

La Organización Mundial de la Salud (OMS) divide las LMMC en 2 subtipos de acuerdo con la cantidad de hemoblastos en la sangre y en la médula ósea.

- LMMC-1 significa que menos del 5 % de los glóbulos en la sangre y menos del 10 % de los glóbulos en la médula ósea son hemoblastos.
- LMMC-2 significa que entre el 5 % y el 19 % de los glóbulos en la sangre y entre el 10 % y el 19 % de los glóbulos en la médula ósea son hemoblastos.

LMCa

La leucemia mielógena crónica atípica (LMCa) es un trastorno poco frecuente en el que demasiadas células precursoras sanguíneas en la médula ósea se transforman en granulocitos (un tipo de glóbulo blanco). Algunos de los granulocitos no maduran. Las células inmaduras se llaman hemoblastos. Gradualmente los hemoblastos y los granulocitos desplazan los glóbulos rojos y las plaquetas sanas en la médula ósea.

LMMJ

La leucemia mielomonocítica juvenil (LMMJ) es un tipo grave y poco frecuente de leucemia infantil (cáncer de la sangre). La LMMJ ocurre cuando demasiada cantidad de células precursoras sanguíneas se transforman en glóbulos blancos llamados monocitos y mielocitos.

SMD/NMP, inclasificable

SMD/NMP, inclasificable (SMD/NMP-IC) es un trastorno muy poco frecuente en el que demasiadas células precursoras de la médula ósea se transforman en glóbulos (glóbulos rojos, glóbulos blancos o plaquetas). Algunos de los glóbulos no maduran. Los glóbulos inmaduros se llaman hemoblastos. Gradualmente los hemoblastos y las células anormales (llamadas células SMD/NMP-IC) desplazan a los glóbulos rojos sanos en la médula ósea.

SMD/NMP con sideroblastos en anillo y trombocitosis

SMD/NMP con sideroblastos en anillo y trombocitosis (SMD/NMP-SA-T) es un trastorno en el que hay un alto nivel de uno o más tipos de glóbulos en la sangre y en la médula ósea. En este subtipo, al menos el 15 % de los glóbulos inmaduros de la médula ósea son sideroblastos en anillo con un número de plaquetas.

Consulte más información sobre la NMP en la *NCCN Guidelines for Patients Neoplasias mieloproliferativas*, disponible en NCCN.org/patientguidelines.

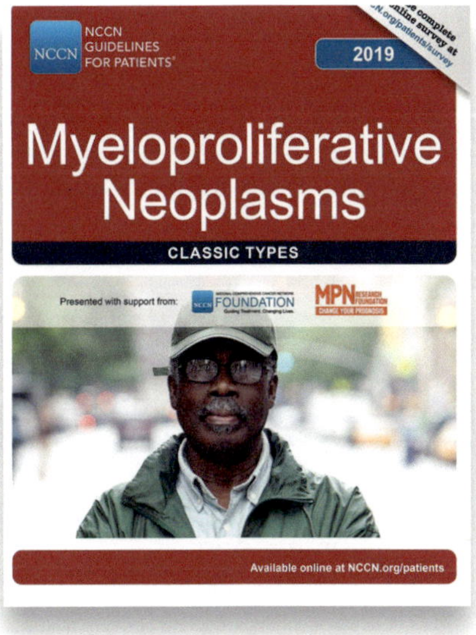

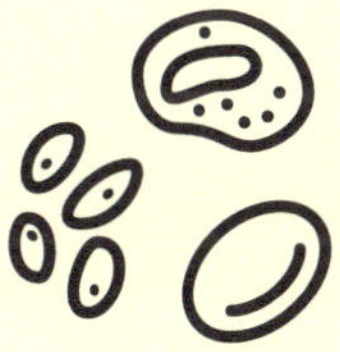

Síndromes de superposición de SMD/NMP

En los últimos años, se ha reconocido que las personas pueden mostrar signos tanto de SMD como de NMP. Esto se conoce como síndromes de superposición de SMD/NMP.

- Los SMD representan un grupo de trastornos de la médula ósea en la que la médula ósea no produce cantidad suficiente de glóbulos sanos (lo que se conoce como displasia).
- Las NMP son un grupo de enfermedades descritas como una sobreproducción de glóbulos (lo que se conoce como proliferación de glóbulos).
- La superposición de SMD/NMP describe una categoría específica de trastornos mielocíticos en los que los glóbulos tienen características displásicas y proliferativas.
- El subtipo de SMD/NMP incluye 3 trastornos: leucemia mielomonocítica crónica (LMMC), Leucemia mielomonocítica juvenil (LMMJ) y leucemia mielógena crónica atípica (LMCa).
- Los objetivos del tratamiento del síndrome de superposición de SMD/NMP incluyen la cura, la reducción de los síntomas, la mejora en la cantidad de glóbulos y evitar el agravamiento de la enfermedad.

Tratamiento

Las alternativas de tratamiento varían de acuerdo con el subtipo de trastorno de SMD/NMP. Las alternativas van desde la observación hasta los medicamentos hipometilantes (HMA) como la azacitidina y la decitabina, y el trasplante alogénico de células hematopoyéticas (alo-TCH).

Consulte más información sobre los subtipos específicos y sus alternativas de tratamiento en la Guía 9.

Guía 9
Tratamiento de la superposición de SMD/NMP

Subtipo	Mutaciones frecuentes		Tratamiento
LMMC-0	*TET2, SRSF2, ASXL1, RUNX1, NRAS, CBL*	→	Observación
LMMC-1	*TET2, SRSF2, ASXL1, RUNX1, NRAS, CBL*	→	Considerar HMA
LMMC-2	*TET2, SRSF2, ASXL1, RUNX1, NRAS, CBL*	→	HMA con o sin ruxolitinib y/o TCH alogénico
LMCa	*SETBP1, ETNK1*	→	Considerar HMA y/o ruxolitinib y/o TCH alogénico
LMMJ	*PTPN11, NF1, N/KRAS, CBL, SETBP1, JAK*	→	TCH alogénico
SMD/NMP, inclasificable	*TET2, NRAS, RUNX1, CBL, SETBP1, ASXL1*	→	Considerar HMA y/o TCH alogénico
SMD/NMP con sideroblastos en anillo y trombocitosis	*SF3B1, JAK2, MPL, CALR*	→	Considerar HMA y/o lenalidomida o luspatercept-aamt

Repaso

- Los SMD son un grupo de enfermedades en las que la médula ósea no produce suficiente cantidad de glóbulos maduros y sanos (glóbulos rojos, glóbulos blancos y plaquetas).
- Los SMD se pueden superponer con las NMP. Estos se llaman trastornos mielocíticos.
- En las NMP, el cuerpo produce demasiada cantidad de uno o más tipos de glóbulos.
- Las alternativas de tratamiento varían de acuerdo con el subtipo de trastorno de SMD/NMP. Hable con su médico para determinar la mejor opción de tratamiento para usted.

9
Toma de decisiones acerca del tratamiento

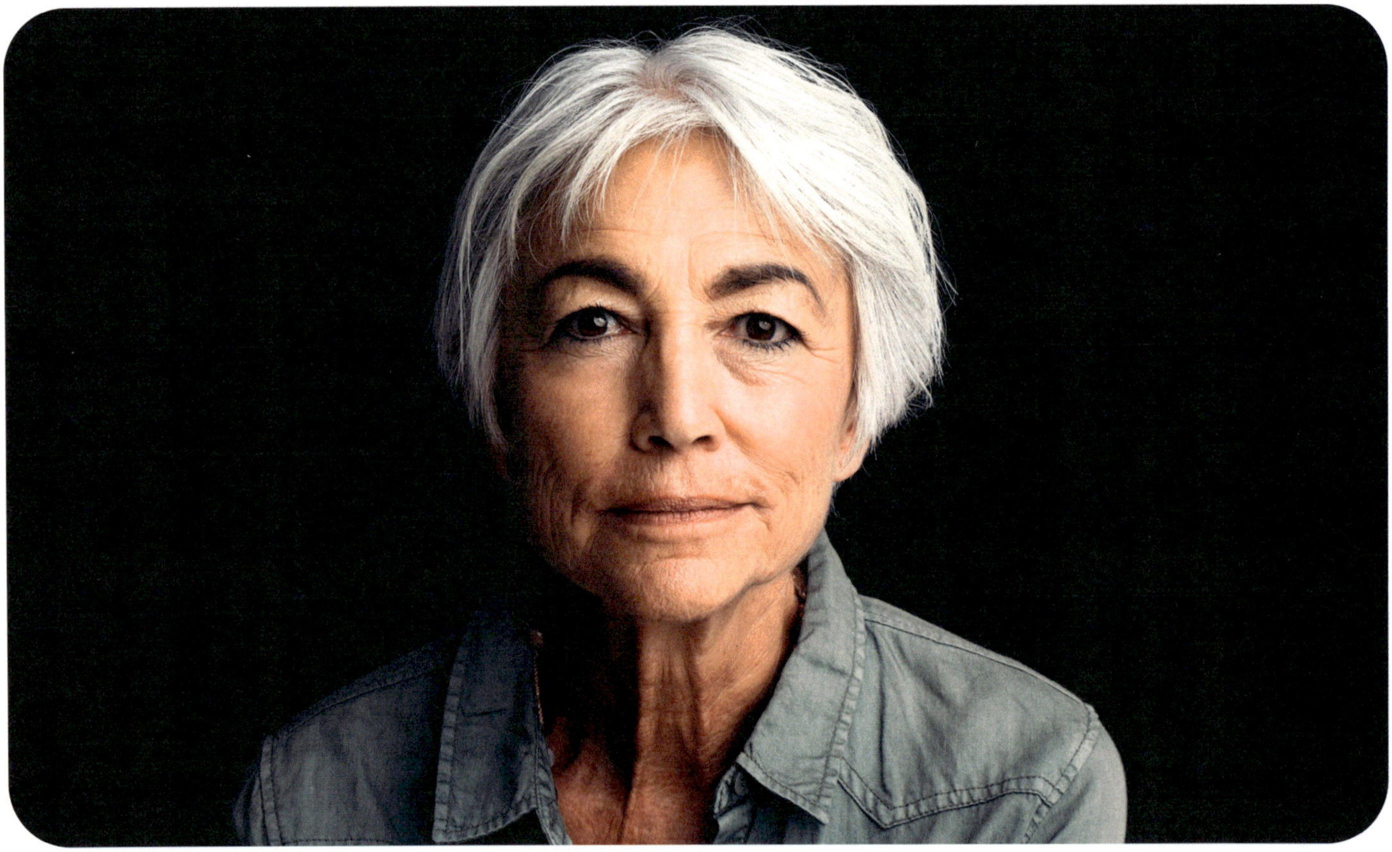

Es importante sentirse cómodo con el tratamiento del cáncer que elija. Esto comienza teniendo una conversación franca y honesta con su médico.

Es su decisión

En el caso de compartir la toma de decisiones, sus médicos y usted comparten información, conversan sobre las opciones y se ponen de acuerdo sobre un plan de tratamiento. Las decisiones sobre el tratamiento son muy personales. Lo que es importante para usted puede no serlo para otra persona.

Algunas cosas que pueden afectar su toma de decisiones:

- Lo que deseamos y cómo lo deseamos puede ser diferente a lo que desean los demás
- Sus sentimientos sobre ciertos tratamientos como la cirugía o la quimioterapia
- Sus sentimientos sobre el dolor o los efectos secundarios como las náuseas y los vómitos
- El costo del tratamiento, el viaje hasta los centros de tratamiento y el tiempo alejado de la escuela o el trabajo
- La calidad de vida y la longevidad
- Que tan activo es y las actividades que son importantes para usted

Piense en lo que desea obtener del tratamiento. Hable francamente de los riesgos y beneficios de los tratamientos y procedimientos específicos. Pondere las opciones y hable de sus inquietudes con su médico. Si se toma el tiempo de entablar una relación con su médico, lo ayudará a sentirse apoyado cuando considere las alternativas y tome decisiones sobre el tratamiento.

Obtener una segunda opinión

Es normal querer comenzar el tratamiento lo antes posible. Si bien el cáncer no puede ignorarse, hay tiempo para que otro médico analice los resultados de sus estudios y sugiera un plan de tratamiento. Esto se llama obtener una segunda opinión y es una parte normal del tratamiento del cáncer. ¡Los médicos también buscan segundas opiniones!

Puede prepararse de la siguiente manera:

- Verifique las normas sobre segundas opiniones de su compañía de seguro. Puede haber costos que usted deberá pagar de su bolsillo por los médicos que no sean parte de su plan de seguro.
- Planifique que le envíen copias de todos sus registros al médico que verá para la segunda opinión.

Grupos de apoyo

Muchas personas con diagnóstico de cáncer consideran que los grupos de apoyo son útiles. Los grupos de apoyo suelen incluir personas en diferentes etapas del tratamiento. Algunas pueden estar recién diagnosticadas, mientras otras pueden haber terminado el tratamiento. Si no hay grupos de apoyo para personas con cáncer en su hospital o en su comunidad, revise los sitios web que aparecen en este libro.

Preguntas para los médicos

En las siguientes páginas hay preguntas que puede hacer a los médicos. No dude en usar estas preguntas o crear las suyas propias. Sea claro sobre sus objetivos para el tratamiento y sepa lo que puede esperar de él. Esto comienza con una conversación franca y honesta entre usted y su médico.

Preguntas sobre el diagnóstico y las pruebas

1. ¿Qué tipo de SMD tengo? ¿Qué significa esto en cuanto a mi pronóstico y alternativas de tratamiento?
2. ¿Qué pruebas necesito? ¿Qué pruebas recomienda?
3. ¿Cuándo sabré los resultados y quién me los explicará?
4. ¿Dónde me harán las pruebas? ¿Cuánto duran las pruebas?
5. ¿Hay algún hospital o centro oncológico cerca de mi casa que se especialice en mi tipo y subtipo de cáncer?
6. ¿Qué medidas tomará para que me sienta cómodo durante las pruebas?
7. ¿Cómo me preparo para la prueba?
8. ¿Me daría una copia del informe anatomopatológico y de los resultados de los otros estudios?
9. ¿Quién hablará conmigo sobre los próximos pasos? ¿Cuándo?
10. ¿Comenzaré el tratamiento antes de que estén los resultados?

Preguntas sobre las alternativas

1. ¿Qué sucederá si no hago nada?
2. ¿De qué manera mi edad, mi salud y otros factores afectan mis opciones?
3. ¿Soy candidato para un trasplante de células precursoras?
4. ¿Soy candidato para un ensayo clínico?
5. ¿Alguna alternativa ofrece una cura o control duradero del cáncer? ¿Tengo mejores posibilidades con una alternativa que con otra? ¿Consume menos tiempo? ¿Es más económica?
6. ¿Cómo sabe que el tratamiento está funcionando? ¿Cómo sabré que el tratamiento está funcionando?
7. ¿Cuáles son mis opciones si el tratamiento deja de funcionar?
8. ¿Este tratamiento tiene efectos secundarios potencialmente mortales? ¿Cómo me controlarán?
9. ¿Qué debo esperar de este tratamiento?
10. ¿Puedo dejar el tratamiento en cualquier momento? ¿Qué sucederá si dejo el tratamiento?

Preguntas sobre el tratamiento

1. ¿Cuáles son mis opciones de tratamiento? ¿Cuáles son los beneficios y los riesgos?

2. ¿Qué tratamientos recomienda y por qué? ¿Cuáles son los resultados esperados del tratamiento?

3. ¿Cuánto tiempo tengo para decidir?

4. ¿Tendré que ir al hospital o a otro lado para el tratamiento? ¿Con qué frecuencia? ¿Cuánto dura cada visita? ¿Debo pasar la noche en el hospital o hacer planes de viaje?

5. ¿Puede elegir cuándo comenzar el tratamiento? ¿Puedo elegir los días y horarios de tratamiento? ¿Debe acompañarme alguien?

6. ¿Cuánto duele el tratamiento? ¿Qué medidas tomará para que me sienta cómodo?

7. ¿Qué tipo de cuidados necesitaré en mi casa? ¿Qué clase de tratamiento tendré que hacer en mi casa?

8. ¿Qué puedo hacer para evitar o aliviar los efectos secundarios? ¿Qué medidas tomará usted?

9. ¿Qué tratamiento me dará la mejor calidad de vida? ¿Qué alternativa de tratamiento prolongará mi vida? ¿Durante cuánto tiempo?

Preguntas sobre el trasplante de células precursoras

1. ¿Cómo debo prepararme?
2. ¿Cómo se preparará usted?
3. ¿Cuáles son los riesgos para mí y/o el donante?
4. ¿Cómo afectará mi diagnóstico recibir el trasplante?
5. ¿Cómo afectará la calidad de vida y mi longevidad?
6. ¿Qué debo esperar del trasplante de células precursoras?
7. ¿Cuánto tiempo estaré en el hospital?
8. ¿Cómo me sentiré antes, durante y después del trasplante?
9. ¿Cuántos trasplantes de células precursoras sanguíneas ha realizado este centro para mi tipo de SMD?

Preguntas para los médicos sobre su experiencia

1. ¿Qué experiencia tiene con mi tipo de SMD?
2. ¿Qué experiencia tienen los integrantes de su equipo?
3. ¿Usted solo trata SMD? ¿Qué otras enfermedades trata?
4. Me gustaría buscar una segunda opinión ¿Me puede recomendar a alguien?
5. Me gustaría que otro anatomopatológo o hematopatólogo analice mis muestras. ¿Me puede recomendar a alguien?
6. ¿Cuántos pacientes como yo (de mi edad, sexo, raza) ha tratado?
7. ¿Consultará con expertos en SMD la atención que recibiré? ¿Con quién consultará?
8. ¿Cuántos procedimientos como el que me sugiere ha realizado?
9. ¿Este tratamiento es una parte importante de su ejercicio profesional?
10. ¿Cuántos de sus pacientes han sufrido complicaciones? ¿Cuáles fueron las complicaciones?

Sitios web

Aplastic Anemia and MDS International Foundation (AAMDSIF)
aamds.org/about/MDS

American Cancer Society®
cancer.org/cancer/myelodysplastic-syndrome

American Society of Hematology
hematology.org/education/patients

Be The Match®
bethematch.org

Blood & Marrow Transplant Information Network
bmtinfonet.org

The Leukemia and Lymphoma Society
lls.org/disease-information/myelodysplastic-syndromes

MDS Foundation, Inc.
mds-foundation.org

National Bone Marrow Transplant Link
nbmtlink.org

National Cancer Institute
Cancer.gov/types/myeloproliferative/patient/myelodysplastic-treatment-pdq

National Coalition for Cancer Survivorship
Canceradvocacy.org/toolbox

National Hospice and Palliative Care Organization
nhpco.org/patients-and-caregivers

U.S. Department of Health & Human Services
bloodstemcell.hrsa.gov

Palabras que debe saber

ácido desoxirribonucleico (ADN)
Cadena de sustancias químicas en las células que contienen instrucciones codificadas para generar y controlar las células.

análisis citogenético
Análisis que usa un microscopio para examinar los cromosomas de la célula (largas cadenas que contienen instrucciones codificadas en las células para generar y controlar las células).

análisis genéticos
Análisis de las instrucciones codificadas en las células que son necesarias para generar y controlar las células. Estas instrucciones se llaman genes y se agrupan en largas cadenas llamadas cromosomas.

anemia
Una afección en la que la cantidad de glóbulos rojos es baja.

antígeno leucocitario humano (HLA)
Proteínas especiales en la superficie de las células que ayudan al cuerpo a distinguir sus propias células de las extrañas.

aspiración de médula ósea
La extracción de una pequeña cantidad de médula ósea líquida que se analiza para determinar si hay una enfermedad.

biopsia
Extirpación de pequeñas cantidades de tejido del cuerpo que se estudian para comprobar si hay enfermedad.

biopsia de médula ósea
La extracción de una pequeña cantidad de hueso y médula ósea sólida que se analiza para determinar si hay una enfermedad.

célula precursora sanguínea
Una célula hematopoyética inmadura a partir de la cual se generan todos los demás tipos de glóbulos sanguíneos. También llamada célula precursora hematopoyética.

células precursoras hematopoyéticas o células hematopoyéticas
Una célula hematopoyética inmadura a partir de la cual se generan todos los demás tipos de glóbulos sanguíneos. También llamada célula precursora sanguínea.

citometría de flujo
Análisis que observa ciertas sustancias en la superficie de las células para identificar el tipo de células que está presente.

citopenia
Afección en la que la cantidad de glóbulos es baja.

cromosomas
Largas cadenas que contienen paquetes de instrucciones codificadas en las células para generar y controlar las células.

del(5q)
Un cambio anormal en un cromosoma en el que se perdió la parte "q" del cromosoma 5 (supresión).

displasia
Los glóbulos tienen un tamaño, aspecto o forma anormal cuando se las observa con un microscopio.

donante
Una persona que da sus órganos, tejidos o células a otra persona.

efectos secundarios
Problema de salud o molestia física o emocional causados por un tratamiento.

ensayo clínico
Investigación sobre un estudio o tratamiento para evaluar su seguridad y eficacia.

EPO sérica
Cantidad natural de eritropoyetina (sustancia producida en el cuerpo que hace que crezcan los glóbulos rojos) que se encuentra en la sangre.

eritropoyetina (EPO)
Sustancia natural del cuerpo que le dice a la médula ósea (la estimula) para que produzca más glóbulos rojos.

factor de crecimiento de glóbulos blancos
Sustancia que hace que crezcan nuevos glóbulos blancos en la médula ósea. Se produce naturalmente en el cuerpo, pero también puede fabricarse en un laboratorio para usar como tratamiento.

factor de crecimiento de glóbulos rojos
Sustancia que hace que crezcan nuevos glóbulos rojos en la médula ósea. Se produce naturalmente en el cuerpo, pero también puede fabricarse en un laboratorio para usar como tratamiento.

factor de pronóstico
Algo que afecta y ayuda a predecir el patrón o el resultado probable de una enfermedad.

factor estimulante de colonias de granulocitos (G-CSF)
Una sustancia que ayuda (estimula) a la médula ósea para que produzca más glóbulos blancos llamados neutrófilos. Se produce naturalmente en el cuerpo, pero también puede fabricarse en un laboratorio.

factores de crecimiento de glóbulos
Sustancias que hacen que crezcan nuevos glóbulos en la médula ósea.

fármacos estimuladores de la eritropoyesis (FEE)
Fármaco que le dice a la médula ósea (la estimula) para que produzca más glóbulos rojos.

fatiga
Cansancio intenso a pesar de dormir lo suficiente que limita la capacidad funcional de la persona.

folato
Nutriente del cuerpo necesario para producir glóbulos rojos.

fórmula leucocitaria
Medición de los diferentes tipos de glóbulos blancos presentes en una muestra de sangre.

frotis de sangre
Análisis en el que se coloca una gota de sangre en el portaobjetos y se la mira con un microscopio para evaluar el tamaño, la forma, el tipo y la madurez de los glóbulos.

gen
Conjunto de instrucciones codificadas en las células para generar y controlar las células.

glóbulo blanco
Un tipo de célula sanguínea que ayuda a combatir las infecciones en el cuerpo.

glóbulo rojo
Un tipo de glóbulo sanguíneo que lleva oxígeno de los pulmones al resto del cuerpo.

grupo de riesgo
Clasificación de SMD de acuerdo con la gravedad y la probabilidad (riesgo) de que progrese a LMA (leucemia mieloide aguda).

hemoblasto
Glóbulo inmaduro.

hemoglobina
Una proteína de los glóbulos rojos que transporta oxígeno.

hemograma completo (CBC)
Análisis de la cantidad de glóbulos sanguíneos en una muestra.

hibridación fluorescente *in situ* (FISH)
Un análisis de laboratorio que usa tintes especiales para observar cambios anormales en los genes y cromosomas de una célula.

hierro
Un mineral que se encuentra en los glóbulos rojos y que el cuerpo necesita para producir nuevos glóbulos rojos.

hormona
Una sustancia del cuerpo que activa células u órganos.

índice de riesgo
Clasificación de la gravedad de los SMD que describe qué tan rápido o lento es probable que crezca y progrese.

inmunomoduladores
Medicamentos que cambian (modifican) distintas partes del sistema inmunitario.

inmunoterapia
Tratamiento con medicamentos que modifican el sistema inmunitario para ayudar al cuerpo a combatir el cáncer.

leucemia mieloide aguda (LMA)
Un cáncer de crecimiento rápido que comienza en la médula ósea y causa que se produzcan demasiados glóbulos blancos inmaduros.

leucemia mieloide crónica (LMC)
Cáncer de crecimiento lento que comienza en la médula ósea y causa que se produzcan demasiados glóbulos blancos llamados granulocitos.

linfocito
Un tipo de glóbulo blanco que ayuda a proteger el cuerpo de las infecciones y enfermedades.

médula ósea
Tejido blando similar a una esponja del centro de la mayoría de los huesos donde se producen los glóbulos.

médula ósea hipocelular
La cantidad de células de la médula ósea es menor a lo normal.

monocito
Tipo de glóbulo blanco.

mutación
Cambio anormal.

mutación genética
Un cambio anormal en las instrucciones codificadas en las células para generar y controlar las células.

mutación genética recurrente
Mutaciones que se presentan repetidamente, generalmente con cierta frecuencia.

neoplasia mieloproliferativa (NMP)
Un cáncer en el que la médula ósea produce demasiados glóbulos rojos, glóbulos blancos o plaquetas.

neutrófilo
Un tipo de glóbulo blanco que ayuda a combatir las infecciones y tiene pequeñas partículas (gránulos).

neutropenia
Una afección en la que la cantidad de glóbulos blancos llamados neutrófilos es baja.

plaqueta
Un tipo de glóbulo que ayuda a controlar el sangrado.

pronóstico
Evolución, patrón o resultado probables de una enfermedad de acuerdo con las pruebas.

pruebas moleculares
Pruebas que buscan cambios anormales en los genes que se sabe que tienen un efecto en los tratamientos o en la evolución del cáncer.

quimioterapia
Tratamiento con medicamentos que eliminan las células anormales o impiden que se formen células nuevas.

quimioterapia de alta intensidad
Tratamiento con altas dosis de fuertes medicamentos para el cáncer que es más probable que cause efectos secundarios graves.

quimioterapia de baja intensidad
Tratamiento con medicamentos para el cáncer que es menos probable que cause efectos secundarios graves.

recidiva
El retorno o el agravamiento del cáncer después de un período de mejoría.

régimen
Un plan de tratamiento que especifica la dosis, los horarios y la duración del tratamiento.

respuesta al tratamiento
Evolución o mejora de la enfermedad causada por el tratamiento.

respuesta inmunitaria
La acción de defensa natural del cuerpo contra las infecciones y las enfermedades en respuesta a las sustancias extrañas.

reticulocito
Células más jóvenes (precursoras) que se transforman en glóbulos rojos maduros.

sideroblastos en anillo
Glóbulos rojos jóvenes que tienen demasiado hierro y se ven como un círculo (anillo) alrededor del centro de los glóbulos.

sistema de puntuación pronóstica
Un sistema que usan los médicos para clasificar la gravedad de los SMD y clasificarlos en grupos de acuerdo con el probable resultado (pronóstico).

Sistema de puntuación pronóstica basado en la clasificación de la OMS (WPSS)
Un sistema que usan los médicos para clasificar la gravedad de los SMD y clasificarlos en grupos de acuerdo con el probable resultado (pronóstico).

Sistema de puntuación pronóstica internacional (IPSS)
Un sistema que usan los médicos para clasificar la gravedad de los SMD y clasificarlos en grupos de acuerdo con el probable resultado (pronóstico).

Sistema de puntuación pronóstica internacional revisado (IPSS-R)
Un sistema más moderno que usan los médicos para clasificar la gravedad de los SMD y clasificarlos en grupos de acuerdo con el probable resultado (pronóstico).

sistema inmunitario
La defensa natural del cuerpo contra las infecciones y las enfermedades.

SMD de alto riesgo
SMD que es más probable que progrese más rápidamente o se transforme en leucemia mieloide aguda (LMA) si no se lo trata.

SMD de bajo riesgo
SMD que es más probable que se desarrolle y progrese lentamente y que posiblemente no cause muchos síntomas y que éstos no sean graves durante mucho tiempo.

subtipo
Grupos más pequeños en los que se divide el tipo de cáncer en función de ciertas características de las células cancerosas.

terapia de quelación de hierro
Tratamiento que se usa para eliminar el exceso de hierro del cuerpo.

terapia inmunosupresora (TIS)
Tratamiento con medicamentos que debilitan (suprimen) el sistema inmunitario del cuerpo.

tipificación de antígeno leucocitario humano (HLA)
Un análisis de sangre que determina el tipo de HLA (el conjunto único de proteínas en la superficie de las células que ayuda al cuerpo a distinguir sus propias células de las extrañas).

tipo de antígeno leucocitario humano (HLA)
El conjunto único de proteínas en la superficie de las células que ayuda al cuerpo a distinguir sus propias células de las extrañas.

transfusión
Inyección lenta de sangre completa o partes de ella en una vena.

transfusión de glóbulos rojos
Inyección lenta de glóbulos rojos en una vena.

transfusión de plaquetas
Una inyección lenta de plaquetas (glóbulos que ayudan a controlar el sangrado) en una vena.

trasplante alogénico de células hematopoyéticas (alo-TCH)
Tratamiento en el que el paciente recibe células hematopoyéticas (que producen sangre) de otra persona para reemplazar las células dañadas o enfermas en la médula ósea.

trasplante de células hematopoyéticas (TCH)
Tratamiento que reemplaza las células dañadas o enfermas de la médula ósea (tejido blando similar a una esponja del centro de la mayoría de los huesos donde se producen los glóbulos) por células hematopoyéticas sanas. También se llama trasplante de células precursoras.

tratamiento complementario
Tratamiento para los síntomas o problemas de salud causados por el cáncer o por su tratamiento.

tratamiento de acondicionamiento
Tratamiento que se usa para destruir las células en la médula ósea para preparar (acondicionar) el cuerpo para un trasplante de células hematopoyéticas.

tratamiento de alta intensidad
Tratamiento que es más probable que cause efectos secundarios graves y que con frecuencia requiere internación.

tratamiento de baja intensidad
Tratamiento que es menos probable que cause efectos secundarios graves y con frecuencia no requiere internación.

trombocitopenia
Una afección en la que hay una baja cantidad de plaquetas (glóbulos que ayudan a controlar el sangrado).

Colaboradores de NCCN

Esta guía para pacientes se basa en la NCCN Clinical Practice Guidelines in Oncology (NCCN Guidelines®) para los síndromes mielodisplásicos. Fue adaptada, revisada y publicada con la colaboración de las siguientes personas:

Dorothy A. Shead, MS
Directora, Operaciones de información para pacientes

Laura J. Hanisch, PsyD
Redactora médica/Especialista en información para pacientes

Erin Vidic, MA
Redactora médica

Rachael Clarke
Correctora médica sénior

Tanya Fischer, MEd, MSLIS
Redactora médica

Stephanie Helbling, MPH, CHES®
Redactora médica

Kim Williams
Gerenta de servicios creativos

Susan Kidney
Especialista en diseño gráfico

La NCCN Guidelines® para síndromes mielodisplásicos, versión 2.2021 fue elaborada por los siguientes miembros del panel de NCCN:

*Peter L. Greenberg, MD/Presidente
Stanford Cancer Institute

Richard M. Stone, MD/Vicepresidente
Dana-Farber/Brigham and Women's Cancer Center

Aref Al-Kali, MD
Mayo Clinic Cancer Center

John M. Bennett, MD
Consultor

Andrew M. Brunner, MD
Massachusetts General Hospital Cancer Center

Carlos M. De Castro, MD
Duke Cancer Institute

H. Joachim Deeg, MD
Fred Hutchinson Cancer Research Center/ Seattle Cancer Care Alliance

Amy E. DeZern, MD, MHS
The Sidney Kimmel Comprehensive Cancer Center at Johns Hopkins

Shira Dinner, MD
Robert H. Lurie Comprehensive Cancer Center of Northwestern University

Karin Gaensler, MD
UCSF Helen Diller Family Comprehensive Cancer Center

Guillermo Garcia-Manero, MD
The University of Texas MD Anderson Cancer Center

*Elizabeth A. Griffiths, MD
Roswell Park Comprehensive Cancer Center

David Head, MD
Vanderbilt-Ingram Cancer Center

*Ruth Horsfall, PhD, MSc
Defensor de pacientes

Robert A. Johnson, MD
St. Jude Children's Research Hospital/ The University of Tennessee Health Science Center

Mark Juckett, MD
University of Wisconsin Carbone Cancer Center

Sioban Keel, MD
Fred Hutchinson Cancer Research Center/ Seattle Cancer Care Alliance

Samer Khaled, MD
City of Hope National Medical Center

Virginia M. Klimek, MD
Memorial Sloan Kettering Cancer Center

Qing Li, MD, PhD
University of Michigan Rogel Cancer Center

*Yazan Madanat, MD
UT Southwestern Simmons Comprehensive Cancer Center

Lori J. Maness, MD
Fred & Pamela Buffett Cancer Center

*Shannon McCurdy, MD
Abramson Cancer Center at the University of Pennsylvania

Christine McMahon, MD
University of Colorado Cancer Center

Aziz Nazha, MD
Case Comprehensive Cancer Center/ University Hospitals Seidman Cancer Center and Cleveland Clinic Taussig Cancer Institute

Vishnu V. Reddy,
O'Neal Comprehensive Cancer Center at UAB

David Sallman, MD
Moffitt Cancer Center

Gary Schiller, MD
UCLA Jonsson Comprehensive Cancer Center

Paul J. Shami, MD
Huntsman Cancer Institute at the University of Utah

Alison R. Walker, MD
The Ohio State University Comprehensive Cancer Center - James Cancer Hospital and Solove Research Institute

Peter Westervelt, MD, PhD
Siteman Cancer Center at Barnes-Jewish Hospital and Washington University School of Medicine

Personal de la NCCN

Cindy Hochstetler, PhD
Científica en oncología/Redactora médica

Dorothy A. Shead, MS
Directora, Operaciones de información para pacientes

* Revisaron esta guía para pacientes. Para divulgaciones, visite NCCN.org/about/disclosure.aspx.

Centros oncológicos de NCCN

Abramson Cancer Center
at the University of Pennsylvania
Filadelfia, Pensilvania
+1 800.789.7366 • pennmedicine.org/cancer

Fred & Pamela Buffett Cancer Center
Omaha, Nebraska
+1 402.559.5600 • unmc.edu/cancercenter

Case Comprehensive Cancer Center/
University Hospitals Seidman Cancer
Center and Cleveland Clinic Taussig
Cancer Institute
Cleveland, Ohio
+1 800.641.2422 • UH Seidman Cancer Center
uhhospitals.org/services/cancer-services
+1 866.223.8100 • CC Taussig Cancer Institute
my.clevelandclinic.org/departments/cancer
+1 216.844.8797 • Case CCC
case.edu/cancer

City of Hope National Medical Center
Los Ángeles, California
+1 800.826.4673 • cityofhope.org

Dana-Farber/Brigham and
Women's Cancer Center
Boston, Massachusetts
+1 617.732.5500
youhaveus.org

Massachusetts General Hospital
Cancer Center
+1 617.726.5130
massgeneral.org/cancer-center

Duke Cancer Institute
Durham, Carolina del Norte
+1 888.275.3853 • dukecancerinstitute.org

Fox Chase Cancer Center
Filadelfia, Pensilvania
+1 888.369.2427 • foxchase.org

Huntsman Cancer Institute
at the University of Utah
Salt Lake City, Utah
+1 800.824.2073
huntsmancancer.org

Fred Hutchinson Cancer
Research Center/Seattle
Cancer Care Alliance
Seattle, Washington
+1 206.606.7222 • seattlecca.org
+1 206.667.5000 • fredhutch.org

The Sidney Kimmel Comprehensive
Cancer Center at Johns Hopkins
Baltimore, Maryland
+1 410.955.8964
www.hopkinskimmelcancercenter.org

Robert H. Lurie Comprehensive
Cancer Center of Northwestern
University
Chicago, Illinois
+1 866.587.4322 • cancer.northwestern.edu

Mayo Clinic Cancer Center
Phoenix/Scottsdale, Arizona
Jacksonville, Florida
Rochester, Minnesota
+1 480.301.8000 • Arizona
+1 904.953.0853 • Florida
+1 507.538.3270 • Minnesota
mayoclinic.org/cancercenter

Memorial Sloan Kettering
Cancer Center
Nueva York, Nueva York
+1 800.525.2225 • mskcc.org

Moffitt Cancer Center
Tampa, Florida
+1 888.663.3488 • moffitt.org

The Ohio State University
Comprehensive Cancer Center -
James Cancer Hospital and
Solove Research Institute
Columbus, Ohio
+1 800.293.5066 • cancer.osu.edu

O'Neal Comprehensive
Cancer Center at UAB
Birmingham, Alabama
+1 800.822.0933 • uab.edu/onealcancercenter

Roswell Park Comprehensive
Cancer Center
Buffalo, Nueva York
+1 877.275.7724 • roswellpark.org

Siteman Cancer Center at Barnes-
Jewish Hospital and Washington
University School of Medicine
St. Louis, Misuri
+1 800.600.3606 • siteman.wustl.edu

St. Jude Children's Research Hospital
The University of Tennessee
Health Science Center
Memphis, Tennessee
+1 866.278.5833 • stjude.org
+1 901.448.5500 • uthsc.edu

Stanford Cancer Institute
Stanford, California
+1 877.668.7535 • cancer.stanford.edu

UC San Diego Moores Cancer Center
La Jolla, California
+1 858.822.6100• cancer.ucsd.edu

UCLA Jonsson
Comprehensive Cancer Center
Los Ángeles, California
+1 310.825.5268 • cancer.ucla.edu

UCSF Helen Diller Family
Comprehensive Cancer Center
San Francisco, California
+1 800.689.8273 • cancer.ucsf.edu

University of Colorado Cancer Center
Aurora, Colorado
+1 720.848.0300 • coloradocancercenter.org

University of Michigan
Rogel Cancer Center
Ann Arbor, Michigan
+1 800.865.1125 • rogelcancercenter.org

The University of Texas
MD Anderson Cancer Center
Houston, Texas
+1 844.269.5922 • mdanderson.org

University of Wisconsin
Carbone Cancer Center
Madison, Wisconsin
+1 608.265.1700 • uwhealth.org/cancer

UT Southwestern Simmons
Comprehensive Cancer Center
Dallas, Texas
+1 214.648.3111 • utsouthwestern.edu/simmons

Vanderbilt-Ingram Cancer Center
Nashville, Tennessee
+1 877.936.8422 • vicc.org

Yale Cancer Center/
Smilow Cancer Hospital
New Haven, Connecticut
+1 855.4.SMILOW • yalecancercenter.org

Índice

Made in the USA
Monee, IL
05 November 2026

67379940R00045